公立医院医师职业伦理现状及社会动因研究

王燕 著

电子工业出版社·
Publishing House of Electronics Industry
北京·BEIJING

内 容 简 介

本书基于对我国传统医德的反思，从职业伦理的视角探索我国当代医师职业群体的道德现状及伦理困境。结合新型医患关系的发展态势、当前社会结构和时代价值观念的变迁，遵循"基础理论研究—现状实证分析—影响因素探索"的逻辑路径，构建我国公立医院医师职业的伦理原则及要素模型，并进一步科学探讨影响公立医院医师职业伦理发展的社会动因。为引导公立医院医师职业群体树立积极的职业价值观，进一步规范医师执业行为，提高整个医疗行业的职业素养和服务理念提供了理论基础与现实依据。

本书可作为卫生事业管理、医院管理专业的学习参考书，也可供相关人员阅读。

图书在版编目（CIP）数据

公立医院医师职业伦理现状及社会动因研究 / 王燕著. —北京：电子工业出版社，2020.7

ISBN 978-7-121-39139-2

Ⅰ. ①公… Ⅱ. ①王… Ⅲ. ①医师－职业道德－研究 Ⅳ. ①R192.3

中国版本图书馆 CIP 数据核字（2020）第 103144 号

责任编辑：赵玉山　　特约编辑：田学清

印　　刷：北京盛通商印快线网络科技有限公司

装　　订：北京盛通商印快线网络科技有限公司

出版发行：电子工业出版社

　　　　　北京市海淀区万寿路 173 信箱　　　　　邮编：100036

开　　本：720×1000　　1/16　　印张：9.5　　字数：191 千字

版　　次：2020 年 7 月第 1 版

印　　次：2020 年 7 月第 1 次印刷

定　　价：59.00 元

凡所购买电子工业出版社图书有缺损问题，请向购买书店调换。若书店售缺，请与本社发行部联系，联系及邮购电话：（010）88254888，88258888。

质量投诉请发邮件至 zlts@phei.com.cn，盗版侵权举报请发邮件到 dbqq@phei.com.cn。

本书咨询联系方式：（010）88254604，zhaoys@phei.com.cn。

前　言

　　医学是在仁爱、公平的基石上建立起来的科学技术活动。医学伦理作为一种价值观念，既受到社会历史文化传统影响，又随着社会经济政治环境、医疗环境而变化。从伦理学的意义上说，医师所塑造的职业形象不仅代表了个人、医师职业群体的医疗行为和医疗表现，还代表了这个社会公众认知医学的符号。2016年，习近平总书记在全国卫生与健康大会的重要讲话中指出，没有全民健康，就没有全面小康，将健康融入所有政策，人民共建共享。自2009年新一轮医药卫生体制改革启动以来，卫生事业快速发展，医药卫生体制不断深化，大卫生、大健康的理念对医疗卫生行业的要求越来越广泛。生命健康是保证生存质量和生命质量的前提，在这个前提下迫切需要加强医师职业相关群体的队伍建设，提高医疗卫生服务的水平。健康是人的根本，而作为健康守护者的医师，特殊的职业内涵对其提出了高于其他职业的伦理道德要求。

　　自古以来，很多人都认为一个好的医师既要有精湛的技术，又要有高尚的职业道德。我国传统的医师职业价值观在文化传承中对医师们便有"医乃仁术""救死扶伤"等伦理要求。唐代孙思邈的《大医精诚》篇对医师这一职业明确提出过"精"与"诚"的要求，"凡大医治病，必当安神定志，无欲无求，先发大慈恻隐之心，誓愿普救含灵之苦……夫大医之体，欲得澄神内视，望之俨然……"西方医学一直遵循的《希波克拉底誓言》也曾提出："我愿在我的判断力所及的范围内，尽我的能力，遵守为患者谋利益的道德原则，并杜绝一切堕落及害人的行为。"从职业伦理角度而言，医师这个职业既要求用科学的态度和科学技术去解救和帮助患者，又要求怀着人文精神对患者加以宽容和关爱。我国医师的职业道德一直受到古代优秀传统文化的熏陶和影响，它的产生和发展均体现了我国自古以来丰富的医德伦理观，从而塑造了我国医师职业群体独具特色的道德品格和精深的医德理论。从《黄帝内经》到《医学源流论》都体现并世代传承了医者仁心仁术的职业伦理。中华人民共和国成立之后，我国政府在促进卫生事业蓬勃发展的同时，对医师职业群体的道德规范建设也逐渐标准化、权威化。20世纪80年代初，医学伦理学的科研与教学方向逐渐被关注和重视，先后在全国范围内召开讨论会，确定了我国医学道德的核心内容及规范。1988年10月，我国医学伦理学会通过了《中华医学会医学伦理学会宣言》。1988 年，我国卫生部颁发了《医务人员医德规范及实施办法》(现已失效)，该办法规定了我国社会主义医德的基本原则。1998 年，中华人民共和国第九届全国人民代表大会常务委员会通过了《中华人民共和国执业医师法》，对医师的执业法规和法律责任做出了法律规定，从此我国医师职业道德的发展进入了一个新阶段。

然而，当前社会市场经济逐步深入到各行各业，随着网络信息高速传输及自媒体时代的到来，社会正经历各种利益和价值观的影响和冲击，社会模式在经历巨大变化的同时医学模式也在不断演变。对医务工作人员来说，在职业环境中会经历各种困惑和诱惑，部分医师对于医疗事业的社会价值及职业立场不坚定，仅仅把工作当作谋生的手段，盲目地追求个人利益和经济收益，进而导致职业道德缺失，引发不良的职业行为，最终陷入了无法正确处理利益的诱惑和职业信仰之间关系的重要伦理困境。因此，医师职业道德和伦理精神亟待重塑，并且必须得到重视，同时这也应该是一项全社会共同关注、共同参与的长期工程。

近年来，尽管医疗卫生行业的制度规范对医师的行为有明确规定，但是如果缺失了职业精神层面的道德约束力，缺失了内心自我约束的力量，外在形式的规范是不能发挥有效的现实作用的。很多学者基于医师职业的"医德""公平""良心""修养"等问题，并结合医疗行业内部执行医德规范的情况进行了探讨。例如，董丽军、邓永诚在关于医务人员应具备的"五心"中指出，医务人员要具备真诚心、爱护心、关怀心、同情心和忍耐心；[1]达芳菊在关于医德修养的研究中指出，明辨诊疗行为的是非善恶，以患者为根本和发自内心的责任感和情感共鸣是医务人员必须具备的内在的医德修养[2]。也有学者从和谐医患关系的构建层面，提出呼吁医德价值的回归，重建医患之间"平等信任、高度和谐"的信任体系，为社会转型期新型医患关系建立伦理基础。但在医学道德不断前进、医学技术迅速发展的新形势下，传统医德观遇到诸多难题和挑战。和谐的医患关系是指医师和患者之间相互信任和尊重的关系，是维护生命健康的必要条件。医师作为医疗行为的主导方，在促进医患关系和谐方面也应该体现其主导作用。无论市场如何冲击，医疗资源的公共属性对医师职业环境的影响也应当建立在患者利益优先的前提下，强化职业伦理精神，坚持与时俱进、观念更新，推动医疗卫生事业全面协调可持

---

① 董丽军、邓永诚："浅谈医生应具有的'五心'、'四要'"，载《中国医学伦理学》2001年第 3 期。

② 达芳菊："论医务人员职业道德修养的若干问题"，载《中国医学伦理学》2009 年第 4 期。

续发展，让社会大众更好地利用优质的医疗服务，形成良好医患关系的医师职业伦理道德观，这也是针对医师职业群体实施科学管理的必然选择和必要手段。本书正是基于这样的思考，力图探索、研究、回答这些问题。

从事教学科研工作以来，我一直致力于社会医学、医学伦理及卫生事业管理领域的相关研究，较早地进行了大量的前期理论及实践资料的积累。2013年通过申请山东省社会科学规划项目，我主持并申报的调研课题"山东省34所公立医院住院医师职业伦理现状及社会动因调查研究"获得批准立项（编号：13CDYJ07），以此为契机，课题组展开相关的深入研究，本书的完成就是这一项目的核心成果。

本课题基于实证的经验资料分析，利用思辨的哲学视角诠释医师职业伦理的现状，理论与实证共同构建新时代医师职业道德应体现的伦理价值。课题组在山东省17个地市（济南、青岛、烟台、潍坊、淄博、济宁、临沂、威海、东营、日照、泰安、德州、聊城、滨州、枣庄、菏泽、莱芜）选取 34所公立医院进行实证调研，了解目前公立医院住院医师职业伦理现状及影响因素。在此基础上构建医师职业伦理原则及原则要素模型，并对影响医师职业伦理发展的社会动因做出因素分析。为客观评价当前我国医师职业伦理道德，进一步规范医师群体的执业行为，充分认识新型医患关系及其影响因素提供理论基础与现实依据，也为促进我国公立医院改革提供实证参考。

全文共七章。第一章绪论，阐述课题的研究背景、研究意义、主要研究内容、研究思路与流程、采用的关键技术。第二章医师职业伦理道德的理论与困境研究，借鉴伦理学理论基础讨论适用于医师职业伦理道德构建的相关理论，对具有代表性的利己主义和功利主义、康德伦理学、罗斯道德规则进行原理解析，考虑到这些原理在医疗情境中的伦理现象，结合医师职业这一特殊领域学科的特质，归纳重组医师职业伦理道德的相关问题，提出我国医师职业目前在医师非专业行为与职业伦理行为之间的矛盾、医师个人利益与职业道德利益的冲突，以及患者期望与医疗服务现实间的差距3个方面的伦理困境。第三章医师职业伦理价值透视及研究范畴，从市场经济的发展、新型医患关系的需要、医学科学技术的高速发展、现代化医学人才的培养模式的转变四个方面，对医师职业伦理价值观的影响及挑战做出了全面的剖析和总结。在此基础上提出医师职业伦理价值应当体现为社会各群体对医德作用和功能的广泛认同感，能够作为医师职业群体的行为先导和精神指引，能够推动医患关系、医医关系、医社关系的和谐发展，并对以人为本的生命价值、仁爱至善的德性价值、公平正义的社会公益价值、以义制利的医疗合理价值及医疗服务的诚信价值5个方面的医师职业伦理价值研究范畴进行了界定。

第四章医师职业伦理原则及要素模型构建，通过专家深度访谈及德尔菲（Delphi）专家咨询确定医师职业伦理的原则及要素权重，科学界定医师职业的 5 项伦理原则（V1～V5），分别为生命价值原则、善良（正当）原则、公平公正原则、合理性原则、诚信原则，从中提取 19 个（F1～F19）要素，并对各要素做出相应内涵解释。第五章基于公立医院住院医师职业伦理现状的实证分析：首先，从实证的层面基于患者视角，调查公立医院住院医师职业道德满意度及伦理需求情况，在患者期望的住院医师职业伦理现状中发现问题、总结规律，了解患者对住院医师医疗服务水平的主观感受并做出客观评价及实证分析；其次，基于内部员工视角，了解相关职业群体对现行的公立医院医师职业道德的认知程度。第六章医师职业伦理的社会动因研究，从医患双方及社会层面的视角对医师职业伦理进行动因分析，立足医师职业立场、职业态度、职业素养及职业发展四个维度提出人文社会文化因素、市场经济的利益因素、医疗行业特点的因素、医师心理行为的因素、患者心理行为的因素、医师职业社会化因素、职业素养培育与制度因素、公共政策环境因素、医院管理制度因素、社会舆论因素 10 个方面的社会动因（D1～D10），从中提取 22 个（d11～d102）要素，并对各要素做出相应内涵解释。第七章研究结论与展望。

　　本书对推进我国医师职业伦理规范化建设具有一定的理论和实践价值。从研究的过程中，我们也意识到医师职业伦理要想体现医疗服务的核心价值，关键在于相关职业群体的伦理规范是否在行业中深入人心，成为职业群体的精神坐标；是否能够真正地体现导向、实用、监督、评估的功能价值。

　　本书的结论表明，从职业伦理角度探索医师职业伦理现状是对传统医学德性研究的拓展。医务工作人员、医疗机构及整个社会都可以按照职业伦理原则来调整在医疗工作实践中相关利益群体的伦理行为，引导医师职业群体树立积极的职业价值观，提高整个医疗行业的职业素质和服务理念，真正实现"群众得实惠，医师受鼓舞"的政策目标。

　　本书的研究属于探索性研究，相关研究的结论在理论上是对医师职业伦理学研究的丰富和补充，在实践上可以为政府、医院和医师群体加强医德医风建设提供有价值的参考。因水平和时间有限，书中不足和疏漏之处在所难免，也期待各位读者和同行提出宝贵意见和建议。

作　者

目　录

第一章

绪 论

医师职业伦理，即医师群体职业道德风尚及职业精神。它是在医疗实践中形成、发展与创造的，主要体现在医疗活动中医师群体维护生命、尊重生命价值、激励生命、提高生命质量的伦理精神。医学的发展和进步直接或间接地决定医师职业道德的发展，反过来，医师职业道德的水平又给予医学发展所需的能量和营养。作为与医学道德相关的研究，医师职业道德既体现了其具有一般社会道德的共性，又是医学伦理中一种特殊的意识形态和特殊的职业道德。关键是它与现代化医疗卫生事业的发展有密切的联系。在当前强劲的全球化趋势下，医学科学技术飞速发展，中西方国家的医学专业正面临着越来越多共性的伦理问题，同时医师的职业伦理道德也受到来自政府、市场及行业自身越来越多的影响和关注。

⮞ 1.1 研究背景

2016 年，习近平总书记在全国卫生与健康大会的重要讲话，明确提出了健康中国发展的目标和要求。大卫生、大健康的理念赋予了新时期医疗卫生事业更加广泛的社会责任。近年来，随着我国社会经济的发展，多轮医疗卫生体制的变革以及医疗模式和人群健康需要的转变，国民的思想道德观念和行为方式也发生了很大的变化。医学职业伦理与现实社会利益的激烈碰撞，使医患关系呈现出日趋紧张的局面。特别是公立医院的医师群体，作为政府卫生事业投入的主体，社会大众医疗服务的主要提供者，其对患者的诊疗行为、利益倾向、技术功能、人文素养等问题已经引起社会的广泛关注。

1.1.1 中西方医学职业伦理发展的背景

　　无论是在我国还是在西方国家，医学职业伦理都体现了发展、变化的过程，由于中西方在文化影响方面的差异，使两者的医学职业的道德观念既有相同之处，也有不同之处。

　　我国医学史上著名的"医乃仁术"的医德观，充分体现了医疗实践的伦理价值。它不仅反映了医学技术是"生生之具、活人之术"，而且也表达了我国古代医师的职业道德信念，即通过行医施药来实现仁爱爱人、济世救人的理想。历代医家也提出过一些医学伦理准则和规范。例如，自古以来，我国人就受"身体发肤，受之父母"观念的影响；《黄帝内经》关于人生命价值的论述"天覆地载，万物悉备，莫贵于人"；在孙思邈的《大医精诚》中显示的朴素的医学人道主义的观点"医人不得恃己所长，专心经略财物，但做救苦之心"也体现了"医乃仁术"的普遍原则。这些内容更多的是强调医师自身的道德修养和自我规范。与此同时，我国历代医学家都提到，在为患者治病时，要联系自然环境、社会因素及人体自身的情况进行辩证分析，因时、因人、因症而异，也体现了"天人合一"的朴素辩证法思维，强调整体的价值，实质上是对个人价值和社会责任统一的医疗观点。新中国成立之后，基于我国依法治国的理论，医疗卫生领域也开展了法制建设。我国为了加强医师队伍的建设，提高医师的职业道德和业务素质，保障医师的合法权益，保护人民健康，由中华人民共和国第九届全国人民代表大会常务委员会第三次会议于 1998 年 6 月 26 日通过《中华人民共和国执业医师法》，自 1999 年 5 月 1 日起施行。为正确处理医疗事故，保护患者和医疗机构及其医务人员的合法权益，维护医疗秩序，保障医疗安全，促进医学科学的发展，2002 年 2 月 20 日国务院第 55 次常务会议通过了《医疗事故处理条例》，自 2002 年 9 月 1 日起施行。社会制度的建设与不断完善，也反映了医学职业伦理在我国的发展及其现代化进程。

　　以《希波克拉底誓言》为代表的西方医学职业伦理体系，伴随着社会的发展长期以来都体现着外在、固定、绝对的特点，并已经在医疗行业中深入人心。西方的传统医德观念，在强调医师对患者的同情、理解方面同我国相比虽然不存在明显的差异，但是受到宗教的深远影响，"上帝所传达的旨意"是医师行医的重要标准，也是西方医学职业道德观的基础。美国是近代在职业伦理规范体系构建方面非常具有代表性的国家。1858 年，美国医学会建立了专业规范委员会。该委员会在初始阶段主要关注医学教育和医学专业规范，到后来逐渐关注患者的权利和安全，并确定对患者负责的专业伦理规范。1979 年，Beauchamp 和 Childress 首次提出了医学伦理的四个基本原则，它们分别是自治原则、行善原则、不伤害原则和公平原则。2001 年，美国医学会的专业规范和法律事务委员会发布了名为《美国医学会专业规范和法律事务委员会当前意见》的报告，重新界定了医学职业伦理的具体原则和法典，其中也体现了医患关系的基本要素。报告特别指出了对医师特别要求的责任和义务，违反这些规则的行为，就是不道德的行为，将受到批评、暂停执业和开除出医学行业协会的处分。

2002 年，美国内科理事会基金会、美国内科医生学会和欧洲内科医生联盟共同研究并发布了《新世纪医学职业精神——医师宣言》，也称《医师宣言》。[①] 自 2002 年制定《医师宣言》以来，它已经被全球广泛接受，且获得全世界 300 多家医疗机构的支持。该宣言重新确立了专业精神的 3 项基本原则和 10 项承诺作为医师职业素养的定义（见表 1-1）。其中，3 项基本原则包括将患者利益放在首位原则、患者自主原则和社会公平原则；10 项承诺则包括提高业务能力的责任、对患者诚实的责任、为患者保密的责任、同患者保持适当关系的责任、提高医疗质量责任、促进享有医疗的责任、对有限资源进行公平分配的责任、对科学知识负有责任、通过解决利益冲突而维护信任的责任、对职责负有责任，这些构成了新时代医学专业精神的主要内容。2005 年 11 月，我国医师协会道德建设委员会向全体医师发出"推行《新世纪医学职业精神——医师宣言》"的倡议，要求广大医师认真学习《医师宣言》，树立良好的专业精神。

表 1-1　医师宪章的 3 项基本原则及 10 项承诺

3 项基本原则	将患者利益放在首位原则
	患者自主原则
	社会公平原则
10 项承诺	提高业务能力的责任
	对患者诚实的责任
	为患者保密的责任

① Project of the ABIM Foundation，ACP-ASIM Foundation，and European Federation of Internal Medicine．"Medical Professionalism in the New Millennium：A Physician Charter，" Ann Inter Med，CXXXVI（Mar. 2002），pp.243-246.

续表

10 项承诺	同患者保持适当关系的责任
	提高医疗质量的责任
	促进享有医疗的责任
	对有限资源进行公平分配的责任
	对科学知识负有责任
	通过解决利益冲突而维护信任的责任
	对职责负有责任

1.1.2　医学模式演变的背景

　　传统的医德长期以来受到生物医学模式的影响，这一模式在根本上关注的是疾病的发展和转归。对于患者而言，这一模式关注的也是患者得了什么病，把患者视为有病生物体，忽略了人的个性化差异，容易背离医学的人文本质。随着医学模式在现代社会演变的过程中发生的巨大改变，出现了综合生理、心理和社会因素对人类健康与疾病影响的医学观，这就是生物-心理-社会的现代医学模式。因此，医学的职业道德观念在这样的背景下也需要被重新塑造，传统的医德观念长期以来深远地影响着医师职业群体的医疗行为，其贡献和价值不容置疑。但为适应社会的发展，培育新时代品德高尚、学识渊博、医术精湛并且身心健康的高素质的现代医学人才，我们需要深思在新的医学模式下，新时期"健康中国战略"要求一名合格的医师应该如何体现医师职业价值，如何遵循和实践医师职业道德。因此，在当前背景下医师职业群体的行为准则和道德规范应该体现时代发展的伦理原则。这不仅需要从医学职业伦理的理论视角进一步梳理，也需要在实践的基础上充分认识到医师职业群体的伦理价值和需求体现在哪些方面，受到怎样的社会因素影响。随着现代医学从生物医学向生物-心理-社会医学模式的转变，医师对患者的人文关怀也越来越得到提倡。但目前由于医学新技术、新方法的广泛应用，医师在执业过程中依赖高端医疗仪器设备开展诊断治疗，而容易忽视患者个性化的心理感受及诊疗期待。

1.1.3　医患关系变化的背景

　　随着我国社会市场经济的发展，医患关系也在发生着变化。现代化的诊疗手段逐渐替代传统的"视、触、叩、听、闻、问、切"等诊疗手段，加之当前就诊环境及"三长一短"现象的影响，导致医患之间沟通交流欠缺，人文关怀往往被"物化"，因此医患双方容易产生信任危机，医患关系较为紧张，在一定的条件下还有可能发生医患纠纷。医患纠纷的数量在各级各类医疗机构中大幅度上升，给患者和医疗机构都造成了极大的伤害和损失。从近年来国内关于医师职业道德对医患关系的影响相关文献研究中可以看出：第一，医患关系越发生疏，缺乏人文关怀是普遍的社会反映；第二，医务工作人员职业价值取向的变化，导致社会质疑医师的职业道德。很多研究均表明，出现这种局面的根本原因是医患之间缺少相互信任与尊重，医师职业群体的职业伦理行为是医患矛盾升级的关键层面。如何消除医患关系的紧张状态，化解医患之间可以避免的矛盾，是当前卫生事业管理需要深入思考的问题。医学伦理是和谐医患关系的重要人文思想。从"实施健康中国战略"的高度深刻理解构建和谐医患关系的社会意义，坚持社会伦理和技术伦理的双重问题导向，客观分析和把握我国医患关系在医疗实践中的真实状况，坚持实证性的经验资料与思辨性的理论诠释的有机契合，将成为理论构建和实践探索我国当代医师职业道德的方法论基础及其价值取向。

1.1.4　医−患−社多维因素影响的背景

我国古代医学道德具有悠久的传统和独特的价值体系，长期以来一直深远地影响着广大医师群体，但当今社会发展迅速，市场经济发展越来越深入，同时给社会带来了政治、文化、生活方式、价值观念、思维方式等诸多方面的变化。各方面的变化直接导致医学职业伦理问题的出现，同时医师职业道德的水平也受到了社会众多因素的制约。因此，需要医患双方共同努力，全社会共同参与，重新界定医师职业道德在新时代的价值标准，使医师认识到职业伦理原则从而提高职业素养、规范职业伦理行为、改善医患沟通的行为。当前医患纠纷的发生涉及各个因素，医方因素、患方因素及社会因素均为主要影响因素。

在医方因素的探析中，医务人员的职业伦理意识淡薄，没有建立正确的服务理论导致的沟通不当成为医患纠纷甚至医患矛盾恶化的主要根源。医疗行业是一个有一定特殊性的服务行业，目前仍有部分医务工作人员特别是医师群体未能树立正确的服务理念，职业道德感缺失，不重视患者的权益，仅仅将患者当作损害零件的"机器"，忽视人的整体性，缺乏为患者服务、同情爱护患者的基本素质。少数医师仍然存在受利益驱使，为患者开大处方、大检查，多收费、收红包、接受商业回扣，甚至索要财物，开展超出自身医疗技术水平的医疗活动。

从患方的角度而言，患者及其亲属对医学的高期望值和医疗技术本身的局限性存在冲突。医疗本身是一个高风险的行业，它的高风险体现在对疾病认知的不完整性、治疗手段的目的性与损害性并存，以及治疗后果的难以预知性。与此同时，现代社会的患者群体法律意识不断提高，心理需求不断扩大，因此个体的利益开始受到社会的重视。生命权、健康权、隐私权等人身权利受到患者的高度重视，患者的维权意识普遍提高。在疾病的打击、病痛的折磨中，可能会让患者陷入不良的情绪，加之患者及其亲属的心理因素和对医学技术的认知偏差，对正常医疗不良后果缺乏了解。在这种情况下，医师工作的难度和风险也会增加，若医师职业伦理没有规范化的制约，就容易导致患者满意度指标的下滑，而这往往与患方对医疗服务的期望差距有关，由此还可能导致医疗纠纷，甚至暴力医患冲突。

无论医方还是患方，都受社会外环境、医院内环境的交互影响。国家卫生战略与政策的导向、医疗卫生法律制度的缺失或完善、医疗机构内部的管理制度与分配机制、人群健康水平及社会舆论等都会影响到医师职业道德表现及精神风貌。

➡ 1.2 研究意义

1.2.1 有利于调节医患关系，确保医疗服务提供过程的公平性和实效性

随着社会的发展、人民生活水平的提高，基于互联网大背景的影响，我国患者的医疗需求从宽度和广度上都有所扩展，患者的维权意识也逐渐增强，医患双方发生纠纷和产生矛盾的概率加大。社会大众期待一种新的伙伴型的医患平等模式，在相互平等、相互尊重、相互信任的基础上，医患双方建立起高度和谐、长期稳定、友好合作的关系。近年来，随着新医改政策的大力实施，我国稳固扩大新农合覆盖面，稳步推进国家基本药物制度，进一步健全基层医疗卫生服务体系，促进基本公共卫生服务均等化，加快公立医院改革试点，进一步提高医疗服务安全质量，使得整体医患关系的宏观环境有了较大的提升。特别是相关部门出台政策降低诊疗费用，实行预约诊疗和分时段就诊，优化就诊流程，缩短平均住院日，开展优质护理等，都使得医患关系有了较为明显的改善。各地区广泛建立的医疗纠纷人民调解组织逐渐发挥出良好的作用，伴随

新闻媒体责任自律和引导的增多，医患关系紧张的局面有所缓解，但仍然存在着因医师执业行为偏差或职业道德感缺失而产生的冲突或矛盾。医师职业伦理是医患关系和谐发展的基础，医患之间要构建一种共同认可并相互理解的核心伦理价值，兼及现代社会的新技术和新环境，无论是在现实医疗场所还是在网络交互中，都能突显医师职业崇高的社会价值和伦理精神。因此，医师职业伦理体系构建不仅要吸取我国传统医学伦理的精华，还需要充分了解医师职业群体的工作状态及伦理需求，同时需要政府、医方、患者、大众舆论的协同努力。本研究基于医患双方的现实伦理需求展开调查，从医师职业的特殊立场出发，实证探讨我国医师的职业道德水平及影响因素现状，目的在于能够有效调节医患关系，能够确保医疗服务提供过程的公平性和实效性，促进医患关系的正向可持续发展。

1.2.2 有利于形成统一的医学职业精神，以促进医务工作人员的职业风尚

在党的十九大报告及我国"十三五"卫生与健康规划中，都有关于卫生人才队伍的服务能力及医德医风建设的明确要求，这也是新时期我国医药卫生体制改革重要的伦理要求。当前我国正处于社会转型期，社会诚信度问题、公民的基本医疗保险制度尚不完善、医疗费用居高不下等体制的、社会的、道德的、价值取向的问题，很容易受社会舆论及媒体导向的影响，而将医师群体推到风口浪尖上。基于社会对医疗行业存在认识上的不足和偏见，也会把矛盾的焦点指向医师群体。这些都是影响当代医师职业群体价值观、职业观的重要因素。

长期以来，我国医学职业伦理规范仅包含医师所遵守的道德纲领和类似"加强职业道德修养"的口号宣传，从而使现行的伦理规范调整下的医患关系备受争议，如"红包"现象、"大处方"纠纷及目前各地频发的"杀医"案件等。患者对医疗行业的不信任和偏见使社会质疑医师救死扶伤的伦理精神，医学职业"潜规则"的盛行对整个医疗行业的社会声誉及医学公益性的伦理生态也已经产生深远的影响。这正体现了在医学实践中的职业伦理规范正在被虚化、边缘化。同时，应当在医患关系中充分发挥作用的评估、引导及制约的规范功能也不再鲜明。这些使我们不得不反思现行的医学职业伦理规范对医务人员的适用程度和规约能力。因此，为确保医疗卫生事业发展的服务性与可持续性。本研究从职业伦理角度出发，通过剖析公立医院住院医师职业伦理现状及社会动因，使医师职业群体在工作实践中深入认知职业伦理原则、调整伦理行为，引导医师形成积极的职业价值观，提高整个医疗行业的职业素质和服务理念。

1.2.3　有利于卫生行政主管部门的政策导向和社会公众的监管

医师职业道德的伦理范畴研究是从医患责任义务关系的视角反映医学职业伦理的现实需求及核心价值的。医师职业道德的伦理研究成果，在医师职业群体中体现为一种具有普遍约束、引导、教育和奖惩效力的行为规则、文本总和与制度安排；并且彰显可行性、针对性及可操作性的应用价值。医学职业精神及伦理原则的合理构建是对医学职业伦理价值理念、医患责任义务关系的规范化体现。医师应遵守的道德纲领，不仅是医师"加强职业道德修养"类似的口号宣传，而且是鉴于医学职业发展在社会中的各利益主体（包括政府、医患双方、医学院校）间的伦理环境所构建的。

本研究源于对现实社会中人们针对医疗行业不义行为的反思，结合新型医学关系的发展态势、医师职业的特征、当前社会结构和时代价值观念，遵循"基础理论研究－现状实证分析－影响因素探索"的逻辑路径，从"应然"和"实然"两个层面分析并描述了我国医师职业伦理的现状及存在的问题。通过对传统医德价值的论证，总结长期以来我国医德的实践活动，提出现代医师职业伦理价值的系统性、逻辑性及现实性，从而构建包含医师职业核心伦理价值、伦理原则及社会动因模型。基于医患之间、医务人员之间、医学职业共同体与社会之间的伦理关系，形成更能有效激励或规约医师执业行为的伦理规范体系。研究提供的医师职业伦理现状有利于卫生行政部门对医疗机构和个人开展公正恰当的评价和监管，既可以给医疗机构及个人进行准确定位，明确其努力方向，又可以为政府主管部门及社会公众提供监督管理的客观依据，为构建健康和谐的新型医患关系，提高医疗卫生服务能力提供理论借鉴与实证支持。

➡ 1.3　主要研究内容

1.3.1　医师职业伦理价值研究

从伦理学视角梳理医师职业伦理的特点及发展趋势，论证医师职业伦理的概念、功能和作用原理，界定新时期指导我国医师职业道德发展的伦理价值观。

1.3.2　医师职业伦理现状分析及需求的实证调查研究

（1）公立医院住院医师职业伦理一般性问题的提出

通过查阅文献资料、自然观察、访谈、案例分析，从医务工作人员的义务和患者的权利角度提出问题。其具体包括对患者的态度和保护；是否尊重和关心患者；是否坚持公平的原则和立场；是否正确履行医务工作人员的义务并享有相应的权利；是否具备严谨的科学作风和从业素质；是否存在职业潜规则等方面的问题。基于我国当前新型的医患关系，将医师职业道德的影响因素及发展趋势进行特征分析及归类，研制并初步验证调研工具。

（2）公立医院住院医师职业伦理的认知情况调查——基于医方视角

以山东省 17 个地市为例，在研究范围内选取有代表性的 7 所公立医院，通过现场调查的方式，了解调查对象对医疗机构内部的职业伦理规范的认知情况，从职业伦理的不同视角调查医院中医师职业伦理的认知现状和现实需求。

（3）公立医院住院医师职业道德满意度及伦理需求情况调查——基于患者期望

基于社会期望理论，从患者视角了解调查的公立医院住院医师职业道德在生命价值原则、善良（正当）原则、公平公正原则、合理性原则及诚信原则 5 个维度 22 个要素中的患者满意度及需求情况。

1.3.3　医师职业伦理原则构建研究

拟构建的医师职业伦理原则在结构上应符合内外统一、纵横关联、功能和形式共同存在的特点。内部-外部：内部自律与外部规约相统一；纵向-横向：纵向上能够体现医师职业道德基本规范、医师职业群体的德性及医德作用下的医师执业行为，横向上根据医师职业的特点构建相对应的职业行为准则；功能-形式：功能上应内含激励性、惩戒性、引导性，形式上体现表述性原则与应用性要素相结合的有机系统结构。

1.3.4　影响医师职业伦理的社会动因研究

从医师职业立场、职业态度、职业素养、职业发展等方面，以及涉及与

公立医院医师职业伦理现状及社会动因研究

医师职业伦理利益相关的社会环境、医院管理、医学教育环境、患者（或家属）的切身感受等现实问题出发，并结合理论与实证研究的相关数据，对影响医师职业伦理的社会因素进行探索性分析，并提取关键要素，做出相应解释。

➡ 1.4 研究思路与流程

1.4.1 基本思路

从当前医患关系的现状及医师职业伦理的理论视角出发，界定医师职业伦理价值与原则，设计并制订有效可行的调查方案，针对山东省 17 个地市选取有代表性的综合型公立医院医师开展职业伦理现状及社会动因调查研究。旨在通过调研获得影响住院医师职业伦理困境的社会动因，从而为有关部门制定相应政策与措施提供有力的实证依据。

1.4.2 研究流程

第一步：运用文献分析法，以医学教育、职业伦理等学科为研究背景，查阅国内外相关文献与专著，分阶段、分类别进行医师职业伦理方面的资料回顾与综述，总结相关的理论背景和基本概念，界定医师职业伦理的内涵、功能和作用原理，并根据理论基础进行下一步实证研究的框架设计。

第二步：运用问卷调查法，从医务人员的义务和患者的权利角度分别设计《公立医院住院医师职业道德评价的认知程度调查》及《公立医院住院医师职业道德满意度及伦理需求情况的患者调查问卷》，实证调查医师职业伦理的现状及社会动因。

第三步：运用深度访谈法和专家咨询法（Delphi），在全国范围内选取15～20 名相关领域专家（包括医学职业伦理学专家、医学教育管理人员、卫生行政部门管理人员）进行访谈和咨询调查，调查从医师职业伦理价值、伦理原则、影响医师职业伦理的社会动因等方面设计提纲和问卷，其结果作为医师职业伦理规范构建的实证基础。

第四步：全文总结并讨论。研究流程如图 1-1 所示。

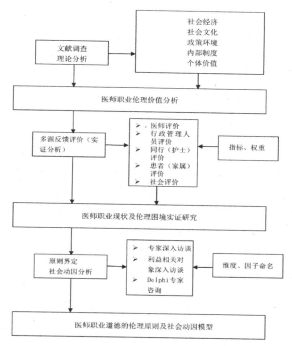

图 1-1 研究流程

1.5 采用的关键技术

1.5.1 文献研究法

文献研究法：运用我国期刊全文数据库（CJFD）、Science Direct 数据库及 EBSCOhost-ASP 数据库进行文献汇总与分析。

1.5.2 多源反馈评价法

多源反馈评价法：也称为全方位反馈评价法。从与研究对象有密切关系的不同群体的视角，了解临床住院医师的职业伦理现状及社会动因，包括研究对象的管理者、同行（护士）、患者（家属）、社会等，分别匿名对研究对象进行评价，被评价者对自己也进行相应的自我评价。这种方法可以全面度量研究对象的综合行为表现，并通过多侧面反馈评价来促进研究对象改进自己的职业行为方式。

1.5.3 问卷调查法

问卷调查法：结合文献研究及多源反馈评价法的要求，自行设计调查问卷，问卷从认知调查、满意度、需求程度等方面入手，分别设计基于医方的医院内部问卷和基于患方的医院外部问卷。

1.5.4 统计工具

统计工具：利用 EpiData 软件建立数据库，将调查表中各条目选项按照重视程度由轻到重，分别赋值 1～5 个等级，将调查问卷各项得分相加，按照百分制换算成最终得分，并加权各调查表格得分以获得平均得分。应用 SPSS17.0 进行数据描述性分析。

第二章

医师职业伦理道德的理论与困境研究

　　伦理道德是用于解释人类社会中一些复杂社会现象的规范，伦理学中的任何理论都可用于揭示伦理道德的本质内涵。医学职业伦理学的发展源于基本的伦理理论原理，这些原理能够在做道德抉择及评价行为与政策时提供指导和标准。基本的伦理学理论定义了道德行为、职业伦理精神，而且通过这些定义，以基本的形式界定了医学职业相关群体所应承担的责任或义务。伦理学理论还提供了解释行为和为其辩护的方法，以此来解释群体行为的权利与义务，证明这些行为的是非对错，基于这些伦理学理论，成为让人信服或赞同其正确性的基础性理论。基于伦理学理论基础来探讨适用于医师职业伦理的研究，需要对伦理学的各种观点进行梳理，并结合医师职业这一特殊领域学科的特质，归纳重组医师职业伦理道德问题，找出适合的研究基础，并合理借鉴。

➡ 2.1　伦理道德的一般界说

2.1.1　概念解析

　　尧新瑜指出，"伦理"与"道德"是伦理学和道德哲学中的两个核心概念。"伦理"概念是西方理性伦理学的核心概念，代表社会规范的性质；"道德"概念则是我国道德哲学的逻辑起点，它主要源于生活的本意。针对不同的文化特点与时代变更的迁移，民族与历史赋予了"伦理"与"道德"各自不同的特质。"伦理"概念蕴含着西方的理性、科学、公共意志及社会规范等属性；"道德"概念体现了更多的东方气质、人文、个人修养及社会现实反映出来的生活秩序等。"伦理"主要指客观的道德法则，具有社会性和客观性；而"道德"是客观见之于主观的法则，主要指个人的道德修养及其结果。在伦理学研究中，"伦理"与"道德"是联系紧密的两个概念，但"道德"往往被认为是"伦理"范畴下属的二级概念。它们具有相对独立的应用范围。"伦理"概念适用于抽象、理性、规则、公共意志等理论范畴，而"道德"概念适用于具体、感情、行动、个人修养等实践范畴。①无论是在科学研究中还是在日常语言中，"伦理"与"道德"这两个概念经常一起被提及，而且对它们概念的解读往往也大致相同，经常可以互换。②美国学者贝克在《伦理学百科全书》中，也曾明确地指出"这两个词常常被相互替换使用"③。本研究经过深入全面地分析本课题的研究对象，认为这一观点适用于本课题，因此在前面并没有对这两个概念做出严格的区分。但这并不意味着二者之间没有差别，在此特从词源等角度做出讨论，更进一步理解二者之间的联系与区别，这有助于完善本研究的理论基础，并为确立伦理原则进行铺垫。

从词源学角度出发，英文伦理 ethic 一词，来源于拉丁文 ethcia，而 ethcia 又源于希腊文 ethos，本意是指习惯、品质、人格。而道德的英文 morality，源于希腊文 moralis，本意是风俗或礼貌。由此，可以看出，伦理 ethic 与人的个体品质有关；而道德 morality 则更侧重于人们由于群居而形成的相互关系。亚里士多德在他的经典著作《尼各马可伦理学》一书中曾提及："伦理德性是由风俗习惯熏陶出来的，而不是自然本性。"④因而，伦理与道德这两个词从西文词源来看，含义相近，都是指外在的风俗、习惯及内在的品质、品德，也就是人们应遵守的行为规范。然而，在英文日常用语中，我们说某人是 ethical 还是 moral，说某人的行为是 unethical 还是 immoral，实际上并没有差别，但在用于正式场合或讨论职业团队应该如何对待其成员或公众时，则会使用术语 ethical 和 unethical，表示伦理学这一学科时，也会用 ethics，表示集中关注人的行为和人的价值的道德领域⑤。

---

① 尧新瑜："'伦理'与'道德'概念的三重比较"，载《伦理学研》2006 年第 4 期。

② 何怀宏：《伦理学是什么》，北京大学出版社 2002 年版，第 12 页。

③ Lawrence C .Becker，Encyclopedia of Ethics，Vol.I（New York: Garland Publishing，Inc，1992），p.329.

④ [古希腊]亚里士多德：《尼各马可伦理学》（注释导读本），邓安庆译，人民出版社 2010 年版，第 287 页。

⑤ Jacques P.Thiroux & Keith W.Krasemann，Ethics Theory and Practice（US ： Pearson Education，2008），p.21.

"伦理""道德"在汉语中出现更为久远。秦汉时期的《礼记·乐记》中就有"凡音者，生于人心者也。乐者，通伦理者也"。东汉郑玄对伦理的注解为"伦，犹类也；理分也"。因此有了"万物各有伦类分理者也"的说法，意思是把不同的事物进行分类的原则和规范。我们都知道，孔子、孟子创设了儒家的基本道德准则和教条，在历史的进步中又不断有后来的思想家们（以汉武帝时期的董仲舒为代表）进一步将儒家伦理与政治、社会结合，形成以"三纲五常"为核心的儒家伦理规范。随后，从北宋时期开始，随着宋明新儒学的产生与发展，又为人们提出了在日常生活中应该遵守的道德规范，虽然没有透彻地论证这样做及要遵守这些规范的原因，但为儒家伦理规范的合理性提供了形而上的追述和坚实的理论基础①。在伦理与道德的区别上，黑格尔认为："道德是主观的、内在的，伦理则是客观的、社会的、现实的。道德是主体内在的操守、良知，表达了人向善的可能性；伦理则是社会客观关系，是一种生活秩序，伦理内在地包含了道德。自由意志在借助外物和内心分别实现自己后，就进入了既通过外物又通过内心来实现自己的环节，即伦理。"②他把伦理看作人们精神领域的另外一个属于自己的完美世界。在这个世界中，"伦理达到了抽象的法和道德的统一、主观和客观的统一，是客观精神的真实实现。"③伦理对于个人、民族和国家都具有非常重要的意义。就个人而言，伦理是人的第二天性，伦理的本质是对人客观存在的一种规范性指导，也是人自由的生存背后强有力的行为约束，没有完全的自由也没有完全的制约，伦理在人的现实生活中起到了杠杆作用，平衡人的心理波动；对于民族来说，伦理起源于民族长期积累而成的风俗习惯，这也是道德蕴含的民族性特质，对于这种伦理道德，虽然没有成文的法律，却世代相传；对于国家来说，伦理精神是一个国家的精神体现，也是国家历史发展的精神见证，它体现了国家的最终目标，同时也是国家地位较高的精神规范。

2.1.2 基本伦理原理与医师职业

基本伦理原理作为医师职业道德抉择和职业群体行为评价以及政策制定的理论参考和指导，通过伦理原理的解读帮助我们理解、解释医师职业的行为

① 崔宜明：《中国伦理十二讲》，重庆出版社2008年版，第54页。
② [德]黑格尔：《法哲学原理》，王哲等译，北京出版社2007年版，第12页。
③ [德]黑格尔：《法哲学原理》，王哲等译，北京出版社2007年版，第14页。

及行为背后的动机。伦理学史上有两种主要的理论，即结果论（以行为结果为基础或关心结果的）和非结果论（不以行为结果为基础或不关心结果的）。在这一部分，我们重点讨论以伦理利己主义和功利主义为代表的结果论道德原理，和以康德的"绝对命令"和罗斯的"正义与善"为代表的非结果论道德原理，并讨论这些基本伦理原理与医师职业的关系。

（1）关于伦理利己主义和功利主义的一般界说

伦理利己主义实质上是指人们为了自身利益而行动，但这种行动也许不会明显地表现出唯我独尊或自高自大，这一过程也许是非常谦卑恭顺或为他人考虑的，但最终结果是利己的。伦理利己主义表现为三种类型：唯我型、个人型和普遍型。唯我型伦理利己主义主张每个人都应该为自身利益而行动。个人型伦理利己主义主张每个人应该为自身利益而行动，至于他人则无须考虑。普遍型伦理利己主义的基本原则是，每个人都应该永远为自身利益而行动，不必关心其他人的利益，除非其他人的利益符合其自身利益[①]。

关于功利主义伦理理论，早在 19 世纪英国哲学家杰里米·边沁和约翰·斯图亚特·穆勒就给出过相关陈述。边沁与穆勒虽没有给出明确的理论，但两人的观点长久以来被称为"经典功利主义"。功利主义的基础性描述体现为穆勒所提出的"行为的正确性是与它们给人们带来的幸福成正比的，而其错误性是与它们减少人们的幸福成正比的"。该原理重视行为的结果性研究。这一理论的名称就源于"功利"一词，意思是"有利""有益"。它本质的含意是指，如果一个行为有助于"带来合乎需要的或有益的结果"，那它就是正义（道德）的行为。[②]功利主义作为一种系统的伦理学说，它有自己特定的内容，主要表现在两个方面：第一，即趋乐避苦的功利原则，功利主义把趋乐避苦视为人性的基本，并以此作为道德与理性的评价依据；第二，即最大多数人的最大幸福。从表面上看，功利主义的最大多数人的最大幸福与"最广大人民的根本利益"相类似，但实际上功利主义的这种最大多数人的最大幸福，是号召每个人都尽力追求自己的利益，个人的幸福才是社会整体幸福的基础。因此，在功利主义看来，

---

① [美]雅克·蒂洛、基思·克拉斯曼：《伦理学与生活》（第 9 版），程立显、刘建等译，世界图书出版社 2008 年版，第 33～39 页。

② [美]雅克·蒂洛、基思·克拉斯曼：《伦理学与生活》（第 9 版），程立显、刘建等译，世界图书出版社 2008 年版，第 40 页。

伦理思考的对象应从个人入手，个人利益是社会利益的基础和前提①，社会道德也因此而功利化，形成鼓励个人追求物质利益的个体功利道德观。

例如，两位急症濒死患者，其中一位仅有极微小的脑活动迹象，靠呼吸机维持生命体征；另一名患者需要立即肾脏移植，如果将第一位患者的肾脏移植给第二位患者，无疑加快了第一位患者的死亡，但肾脏移植似乎可以挽救第二位患者，带来比不幸更多的幸福。功利主义原理可能会因此考虑移植是正确的。功利主义原理也被称之为"最大幸福原理"②。这种最大的幸福也体现了在决定采取何种行为时，要考虑的不仅仅是自身的幸福或某一特殊群体的幸福，而必须考虑这种行为对每个人的利益，正确的行为就是为绝大多数的人带来更大的幸福。边沁和穆勒都认为幸福是一种有益于人身心的内在体会。也就是说，它本身或由自身的原因带来一件好的事情，在某种程度上只有当行为会增加这种内在幸福时，才能确定行为是正确的。因此，它体现为一种目的论的伦理理论。功利主义的伦理理论是一种结果理论，行为的结果或后果是确定行为是否正确的唯一相关因素，但并不是所有的目的论理论都是结果论。基于这一观点，功利主义告诉我们：在行为过程中，无论对于信息、情感、美、爱、自由与健康都要增加内在幸福，要体现幸福最大化的可能。因此，可以期望一个正确的行为能产生最大数量的内在益处③，在运用这一理论时，也要考虑可能增加内在益处的完整范围，如行为和规则的功利主义。

行为功利主义，主张原理应该运用于特殊情况中的特殊行为。如果没有其他的更有益的结果的行为，那么这一行为就是正确的。例如，应该如何对待天生有严重缺陷的婴儿。依照行为功利主义，探索每一种可能性的结果，首先如果像对待正常孩子一样进行普通治疗，孩子可能不能顺利成活下来；再如果针对问题对孩子进行特殊治疗，孩子可能不得不经历无数个疗效有限制的手术过程，同时痛苦也会伴随其生命的发展；又如果放弃治疗，让其自行死去，也可能会产生比安乐死更多的痛苦。同时还要考虑对孩子的家庭及监护人，甚至是对提供医疗服务或实施安乐死的医护人员的影响，要判断每种可能的行为

---

① 边沁：《道德与立法原理导论》，时殷弘译，商务印书馆 2006 年版，第 32 页。
② [美]罗纳德·蒙森：《干预与反思：医学伦理学基本问题》，林侠译，首都师范大学出版社 2010 年版，第 6 页。
③ [美]罗纳德·蒙森：《干预与反思：医学伦理学基本问题》，林侠译，首都师范大学出版社 2010 年版，第 10 页。

对他们的情感和资金造成的伤害程度。有了这些考虑之后，我们才能够选择最大的功利性的行为。我们应该以一种能为所有相关的人带来更好利益的方式采取行为。行为功利主义的较大特点在于，对于特殊事件的处理需要具体行为具体权衡，同时需要通过适当的努力以保证获得相对全面的信息，从而做出可能后果的理性预计。根据行为功利主义的观点，人人都应该使自己的行为为其影响所及的每个人带来最大的好处。这一理论的倡导者不相信可以为行为制定规则，因为他们认为每种境遇和每个人都是不同的。这样，每个人都必须考虑自己所处的境遇，努力认清什么行为不仅能为自己，而且也为相关的每个人带来最大的幸福，而把坏的后果降到非常低的程度。将要或正在实施某种行为的人，在衡量自己的境遇时，必须判定其正义性，大多数人认为在任何情形下都要诚实，但如果对于不适宜知道自己病情的患者，医师是否告知其实情是需要判定的。行为功利主义就是要判定在此刻所处的特殊境遇下，是否应该说实话。对于行为功利主义而言，没有绝对的规则，因为每一种境遇都是不同的，所有的人所处的境遇也是不同的。因此，所有那些可能被认为不是首选的行为，在行为功利主义者看来，只有根据其特定境遇下能否为每个人带来大于坏处的最大好处才能断定其道德与否。

对于行为功利主义，有批评者提出：要确定什么才是对于别人的好的结果是十分困难的。对于一个人要具体实施的行为来说，确定其结果的难度是不同的，包含要确定"什么是对别人的最大益处""对别人的善意和正义如何体现在行为中"等问题。自己认为是好结果的东西，是否对他人来说也是好的结果和最大的幸福？除非能亲自询问其好处体现在哪里，否则很难说清楚，而更多的是自己在竭尽全力做自己认为有益的事情。所以，要弄清什么是对于别人的好的结果，是非常困难的，而对每种境遇重新估量批评者认为是不可行甚至是浪费时间的。例如，不能在第一时间或及时采取合乎道德的行为。还有批评者认为，行为功利主义在评价每一种境遇中所采取的每一个行为是否是好的结果时，没有任何规则或指南可以借鉴或遵循。如果不能提出可供遵循的规则或指南，那么又该如何给无经验者或青年提供合乎道德的行动教育？因此，对于道德体系的影响性和规律性不能以行为功利主义为基础进行任何类型的伦理教育，即使可能，也将具有很大难度。

规则功利主义是为了克服行为功利主义的难题而产生的。这种功利主义的原理体现为不是每个人的行为都始终应当为一切相关者带来最大益处，而是每个人都始终应当确立和遵循会给一切相关者带来最大益处的规则。这是针对克服为每种境遇下都必须重新估量带来的结果这一困难而提出的，并且有相应的规则对无经验者给予道德教育和规范参考。规则功利主义对于行为给予了条件和规范意识，如"除非在自卫的情况下，决不可以杀人"的规则等。这种规则的提出体现了除非自卫而杀人，杀人将给一切相关者带来多于好结果的最坏结果，无论从任何角度或时间来推测，都是如此。他们可能还会认为，如果不出于自卫，那么无论在任何情况下允许杀人的行为，都将是危险的，都将纵容更多的人伤害其他人的生命。从生命的重要性和每个人对待生命的看法上考虑，必须制定这样的规则才能体现最大的幸福和最好的结果。规则功利主义认为，如果一个行为遵守实施的规则，这个规则被功利原则确认为至少能产生与其他适用原则同样多的功利的时候，那么这个行为就是正确的。一个规则一旦确立，如"为患有多种残疾的脑损伤的新生儿仅仅提供普通照顾"，它就为我们选择有益处的行为制定了标准。规则功利主义关注于规则，而不是在行为过程中事先判定是否会增加其功利性，它认为遵守某种规则必然会导致某种情况下的功利最大化。同时，规则也必须适用于一切境遇、性格、行为动机的人，这样的规则才是合理的。按照规则功利主义的思考方式，任务行为特别是社会行为或公共行为必须建立在一定的维护社会安定的伦理原则与道德秩序的基础之上，不能像行为功利主义凭借个人的估量与评价来决定。

当然，在功利主义伦理学的研究领域中，也有不少批评的声音。这些批评者极力证明：规则功利主义所强调的规则是否会有例外，规则是否能够真正涵盖所有伦理问题，制定包含一切境遇绝无例外情况的规则是非常困难的。一些规则对于有些人来说认为他是正当的，对于另外一些人来说也许就是不正当的。例如，"非正当防卫，绝不能杀人"这条规则，对于堕胎问题，反对堕胎论者认为未出生的胎儿也是不容侵犯的，另一方面赞成堕胎或许认为孕妇的生命优先于胎儿的生命，认为有些情况下必须要打掉胎儿。那么规则功利主义如何处理类似问题，就体现为其困难所在：规则功利主义是出于对具体行为的证明，证明该行为是否具有合理性，以及在任何选择下都是以同一种规则来行事的。

关于功利主义的伦理理论，有很多不同的观点。但最终都是以争取最大的益处与绝大多数人的最大利益为目标的。

（2）关于康德伦理学的一般界说

伊曼纽尔·康德著名的伦理理论与功利主义不同。康德认为，一个行为的结果与道德无关，当行为符合个体的"绝对命令"时，那么这个行为就是正确的。康德认为基于每个人深思熟虑后的行为或理由充分的行为，既是一种绝对的命令，也是行为的准则。换句话说，除非愿意自己的准则变为普遍规律，否则你就不应该行动。在这种情况下的准则是个人的或是主观的，但也可以认为它们有可能成为道德的界限和标准。

对任何一个在物质社会生存的人来说，康德的"绝对命令"原理帮我们描述了行为与结果的合理性可能，想要实现或达到某种目的，我们应该做什么。例如，想要成功，我们应该努力。但努力的过程应该是正确的、道德的，这里面又体现了"绝对命令"是否可以扩大到适用于其他人的相似的情况，具有普遍化。普遍化意味着每个个体的行为选择是出于"纯粹的理性"，理性的个体才会拥有康德所认为的"自发的、自我约束的意志"。因此，这种指令性的绝对，是出于个体理性选择支持一个规则的结果。无论怎样，规则会指导并约束个体的行为，并且认为这是理所当然的"善的意愿"，这体现了人的尊严和价值，并非出于有条件或有目的的意图。

例如，在医疗行为中，如果医师出于自己的职业需求，告知健康的人患有严重的疾病，医师认为这样可以为自己带来更多的经济收入与高治愈率的社会评价。这样的行为显然是为了满足个体目的，但无论后果是什么，说谎总是错误的。同时，将患者作为医师实现自己利益的手段，必定是不道德并违背伦理的。这体现了康德伦理学的"绝对命令"："不论做什么，总应该做到使你的意志所遵循的准则永远同时能够成为一条普遍的立法原理。"[①]医师所遵从的"命令"是"假设命令"，是符合个体需求的有条件的准则，"绝对命令"描述了在不提及任何后果的情况下我们应该做什么，这种指令应当具有普适性，应当体现医师职业道德。另外，在医师的执业行为调查中，我们经常会遇到患者对医师失去信任的理由更多体现在患者出于对医师"假设命令"的揣摩，如"他给我开这个药就是为了提成"或"他反复让我们做检查而不能确诊是为了检查费"等。在这种情况下，"假设命令"可能是医师执业行为不当的源泉，也可能成为影响医患关系的患方因素。康德伦理学提示我们，当每个人都被当作正当的目的对待，出于纯粹的义务，而不仅是被当作手段，那就完全没有为某些人利益而合法剥削他人利益的可能性了。特别是在医疗服务过程中，伴随着市场经济的发展，医疗行为往往忽视这种绝对的准则意识及履行纯粹义务对医

---

① [美]康德：《实践理性批判》，关文运译，商务印书馆 1960 年版，第 30 页。

患关系所产生的重要影响，事实上这是医学实践中解决道德难题的一个重要的原理。

康德伦理理论也存在争议，如在医学实践中的义务冲突事件，是先履行承诺去做之前答应的事情（如参加会议）还是抢救突发疾病的昏迷患者。之前的承诺是纯粹义务，而抢救患者是不纯粹义务，显然治疗患者是道德直觉告诉我们应该如此，而依据康德原理，应该放弃患者，履行之前的义务，因为诺言不应该被视而不见。但昏迷的患者可以放弃吗？这就意味着我们需要扩展"绝对"的内涵。又如，当医师认为如果告诉患者实情，将很有可能给患者造成伤害时，医师就应该用说谎来作为手段保护患者。实际上这也是普遍法则的适用性问题。另外，在思考医疗行为时，是不是应该给每一个生命治疗以及生存的权利，如先天有严重缺陷的婴儿，或者安乐死问题，在这样的问题当中，就对作为自主存在的理性人的概念产生了限制。关于理性，以康德的观点，自主的自我调节的意志是普遍存在的，但在解决医疗中的伦理问题时，还需要重新对其界定。但这并不意味着矛盾的出现就会否定康德伦理理论的全部价值，我们需要对讨论的难题进行更加深入的思考与研究，而且康德伦理学抓住了医疗行为与后果的本质，诚信、义务、仁慈、理性等都有力地证明了它的伦理价值。

（3）关于罗斯道德规则的一般界说

《正当与善》是英国哲学家 W.D. 罗斯的重要代表作，本书论述的问题是"正当"与"善"及两者之间的关系。罗斯在本书中明确批判了后果决定其正确性的功利主义观点，捍卫义务论。但他的义务论又区别于康德伦理理论，罗斯主张有些义务是"显见的"，只能靠道德直觉来把握。在他看来，正当的行动并不由引起该行动的动机所具有的价值来决定，即使这种价值有利于行动者，或者是某种独立于行动者之外的善。正当的行动是由诸多显见的义务所决定的，罗斯将"正当"与"善"描绘成简单的、非自然的属性，他相信在做道德选择时，有必要考虑后果，即使他认为并不仅仅是由行为的后果决定其正确性的。

从罗斯对道德属性和规则的认识上，我们可以看到，他认为的道德规则并非是绝对的，而是依赖于人的更改和对现实情况的理解。而这种理解源于人们对于道德的属性——"正当"与"善"的认知程度。这种程度在罗斯的理论中体现为道德直觉意义上的义务论，就像前面的例子，在医师"永远说真话"这样的规则并不是绝对正确的时候，就要在不同的情境中区分事实义务和当然义务。罗斯认为事实义务就是真实的义务，它是在各种各样的可能性中应该完成的行为；当然义务就意味着在不考虑情境中其他特殊因素时，应该完成的行为。对于医师来说，在之前承诺的会议与突发疾病的患者之间，会议就是事实义务，而急需救治的患者就是当然义务。当会议的道德理由不能超出治疗患者的道德理由时，治疗患者必然是医师的当然义务。这就是罗斯的道德规则，该规则体现了在特定情境中，矛盾形成的两种行为应该考虑义务的紧迫性和事实道德，而且这些义务都是人们承认和愿意接受的，它们都具有正当性，人们会没有争议的遵守。罗斯在《正当与善》中也列举了对所有道德行为者都有约束力的义务清单，如忠诚、感恩、公正、行善、补偿及不作恶等。罗斯在《正当与善》中提及："我们知道它们的真实性，就像对他人的承诺就对我们有了一个道德上的要求一样，对我来说，这就像其他事情那样不言而喻。许多人可能会说，他们并不知道这是真的。如果这样，我肯定是不能向他们证实这一点。我只能请他们再思考一下，希望他们最终同意说他们也知道这是真的。"[①]从这一论述中可以看到，在罗斯看来，正当的行动并不由引起该行为的动机所具有的价值来决定，即使这种价值有利于行为者，正当的行为是由诸多显见的义务所决定的，所谓显见的义务即道德直觉认为是正确的义务。

在医疗情境当中，罗斯的道德规则不像康德的道德规则那样绝对，罗斯伦理理论给医疗道德问题带来的优点主要体现在以下几个方面。

第一，罗斯认为道德行动者都具有约束力的义务，如忠诚的义务、感恩的义务、公正的义务、行善的义务、补偿的义务及不作恶的义务等，这些当然义务都是我们承认的并愿意接受它们在医疗情境中的正当性，并且所有的医务工作人员都在没有争议地遵守。同时，这个义务清单能够对医师、护士及研究者在职业道德教育中发挥重要的作用，鼓励每一名医务工作人员在照顾患者的同时反思自己对患者是否履行了当然义务，并且帮助医务工作人员确定道德责任的优先性，这种当然义务清单体现的具体医疗行为有很多，如不伤害患者、不向患者撒谎、向患者表达善意与理解、以对患者有用的方式提供信息、不提供虚幻的希望等。

第二，罗斯伦理学坚持认为我们要以一种特殊的道德观念去观察世界。为了明确什么才是正当的决定，我们必须了解事实，对情况的特殊性进行分析，探索我们的行为可能带来的后果。这也体现了医学职业伦理性的特别之处，因

---

① [英]戴维·罗斯著：《正当与善》，林南译，上海译文出版社2008年版，第48页。

此在医疗情境中医务工作人员更应该具备这样的敏感性，这种敏感性需要被指导，需要我们去判断何为正当的行为，而不是通过功利或其他能带来某种好处或幸福感而体现的。例如，在医学试验研究中，我们不能直接用"试验会造福人类社会"这样的理由来诱导某人或某群体作为试验对象，但在特殊的情境中，试验对象是有理由自愿参加某种试验的，而且符合道德义务。因此，罗斯的伦理学不仅容纳了我们认为一些行为只因为它们是恰当的就应当这样做，而且也容纳了我们注重行为的结果，而不只是行为背后的动机这样的倾向[①]。

⇒ 2.2 职业伦理与职业道德

2.2.1 职业伦理与职业道德的内涵释义

本研究所探讨的"职业"，英文译为"profession"，指专业，其核心在于工作的专业性和复杂性，强调需要掌握特定技术的人群，如教师、律师、医师等[②]。职业伦理即职业价值规范，具体而言是指对经过训练的具有某种专业知识和技能的行业群体的总体性的行为要求。它不仅强调专业技能，更看重行为实践。此外，职业伦理还意味着情感承诺和社会责任[③]。因此，职业伦理需要确定和论证关于职业的行为规范和准则，回答关于职业群体应该在怎样的伦理原则规约下执业，以及用怎样的伦理原则来评价职业群体的道德。

道德是指关于人的行为正当与否的规范。这些规范由于被广泛认同而成为稳定的社会共识。因此，道德是一种社会机制，关于道德的种种标准和责任对于社会成员来说都有基本的认知和理解。在日常生活中，由于道德的公共性特点，我们认识并接纳了道德的行为或不道德的行为，这种所有人都认同的道德被称之为公共道德如不杀害、不偷盗、尊重他人权利、诚实守信等。职业道德在公共道德的基础上，约束的不是所有人，而是特定群体的成员，而且特定

---

① [美]罗纳德·蒙森：《干预与反思：医学伦理学基本问题》，林侠译，首都师范大学出版社2010年版，第29页。

② Sylvia R. Cruess & Sharon Johnston & Richard L Cruess，"'Profession'：A Working Definition for Medical Educators，" Teaching and Learning in Medicine: An International Journal，XVI（Jan. 2004）pp.74-76.

③ Zoherh Vanaki & Robabeh Memarian，"Professional Ethics: Beyond the Clinical Competency，" Journal of Professional Nursing，XXV（May 2009）pp. 285-291.

社群意义上的道德反映了显著的文化差异，因此包含了不同的规则，这是一个关于道德的制度性事实。[①]

职业道德是特定行业内的伦理规范及行为准则，其适用范围是某一特定群体。从这个角度看，职业道德似乎有一定的局限性，但我们应该看到，随着现代社会分工越来越多样化与普遍化，每位社会公民都会从事某种职业，每个职业都应该具有相应的伦理操守。职业内共同的价值规范与道德观念，是职业伦理发挥作用的必要条件。正因如此，职业伦理才不能脱离社会道德体系而独立存在。换言之，在每种社会职业中均包含了一定的社会道德因素。职业道德为公民的行为、价值提供了一套完整的道德准则与制度要求，使不同职业群体中的每个人都能够实现自身价值的最大化，成为完整的"社会人"。

2.2.2 医师职业伦理与医师职业道德

在医学领域中，职业道德规定了医疗机构、医疗服务和医学传统的一般道德规范，从道德规范的社会影响力来说是通过非正式途径、世代传承的方式来体现其价值的。然而近年来，随着医疗护理伦理准则、科研伦理准则及各医疗机构内的医学伦理委员会制度的形成，可以看到职业道德对正规化、伦理准则化的需要与日俱增。因为职业道德的规则往往是含糊的、社会公共的；而从职业伦理学的角度构建专业标准，将道德规则进一步细化，并通过实践专业义务和权利，可以避免社会道德冲突，减少道德的模糊性。Sean Hilton 研究了全球范围内的职业道德理念，将一个优秀的专业人员定义为一个深思熟虑并合乎伦理行动的人。[②]在这个概念中，道德和伦理在职业的社会维度中有共同的规范性特点，但道德的形成或对职业的影响，需要伦理准则来约束其职业行为。

近年来，公众对医学职业的关注度越来越高。很多人认同关于职业道德是一种优良的特质，是一个人与生俱来的品质的观点，如认同作为医师天生就应该具备善良、同情心与仁慈等优秀的道德品质；还有不同的观点认为职业道德是一种状态，优秀的专业人员要在医疗实践中表现出职业行为特征，来反映

---

① 李晔、苗青："道德'错误理论'与伦理学理论的'自然化'——一种制度性事实理论的视域"，载《广西师范大学学报》（哲学社会科学版）2014 年第 6 期。

② Hilton S，"Medical Professionalism：how can we encourage it in our students？" The Clinical Teacher ，（Jan. 2004）pp.69-73.

他是否专业，是否具备职业道德。本研究也认为职业道德是一种职业状态，而不是一种特质。作为医师本身，不排除他有与生俱来的、优秀的道德品质，但职业道德必须经过培训，需要伦理界定与伦理规范。在医疗行为中，医师要从伦理上能够判断哪些是敏感的行为，并培养高度符合伦理行为的习惯，在面临各种医疗情况时，不仅能做出"正确的"决定，而且能做出"最好的"决定。这是医师职业道德的伦理思考，也是本研究从医师职业的特征与职业道德、职业伦理结合的角度做出的探索性的理论分析。

➡ 2.3　医师职业的伦理困境

2.3.1　医师非专业行为与职业伦理行为的矛盾

缺乏职业伦理规范的医师常常因为一些负面的情绪，如愤怒、恐惧、不宽容等表现出很多不符合职业专业的行为。Leape 及其团队在 2012 年分析了调查医院中医师一系列非专业行为，以及该行为对患者、对同行及对医师职业道德的影响，如表 2-1 所示[1]。这些行为反映了医师在对待患者或医疗团队时，并不是诊疗中具体的医疗行为合理就是完全专业的表现。对医师职业群体来说，以救死扶伤的人道主义精神对待患者本身就是一种善行、一种伦理行为。在医疗活动中的各项专业技术的操作，医师们因为其专业技能的法律效力，拥有绝对的话语权，医疗行业也赋予了医师们各种专业的职责，以确保他们在提供医疗服务的过程中，与之对应的服务客体可以认识到他们是专业的、称职的和可以委托并信任的。在就医过程中如果患者听从医师的指导和指令，却发现自身的利益受损，如病痛未解除、诊疗无效却高消费、隐私未受到保护等；虽然没有发现因为诊疗行为而导致自身利益的直接损害，但对医疗服务的主观满意度不高，如体现在对医师的态度不满、等待时间过长、收受红包或过度的检查等，而这些现象对于患者诊疗的后果也许没有直接的影响，但对于医师职业群体、医疗机构、医疗行业的公共群体声誉及社会利益都造成了损失，当然这种损失带来的后果是医患关系的紧张与医患矛盾的深化。

---

[1] Leape LL，Shor MF，Dienstag JL，et al. "Perspective: a culture of respect，part 1: the nature and causes of disrespectful behavior by physicians，" Acad Med，LXXXVII（Jul. 2012）pp.845-852.

表 2-1　医师非专业行为及具体表现

非专业行为	具 体 表 现
破坏性行为	大喊大叫、说脏话、暴力行为或威胁行为
侮辱他人或语言刻薄	嘲讽、恐吓、贬低、剥削、狡辩、成见、无视他人的意见
消极攻击行为	不主动参与解决问题，总是批评他人、无视患者的要求、轻视患者、简化患者病史，不考虑患者所关注的事
消极不尊重	不及时完成工作、不按时完成任务、工作状态不佳

2.3.2　医师个人利益与职业道德利益的冲突

医患双方利益能够双赢是理想的医患关系的结果。医疗卫生事业是社会公益性事业，但也是医师自身需要赖以生存和发展的事业。目前，经济社会强调的竞争性、营利性和自主性对医师的执业行为有着重要的影响，开大处方、不合理检查、过度诊疗、各部门人员因为利益分工不均互不配合等影响医疗卫生服务的现象出现频率提高，因此造成医患关系日趋紧张、医疗纠纷频发。医药行业的"经济性"因素已经在很大程度上影响了医师职业道德，个人经济利益与职业道德利益的冲突已严重阻碍医师职业道德建设和推进。

也有人认为，强调医师的职业道德建设必然使医师的个人利益受损。然而实际上，医师职业的道德利益是对医务人员在医疗实践中应该获得的正当利益的认可和肯定，它与医德的"道义性"要求并不矛盾。肯定医师个人利益中善的属性，对医生做出善的行为给予奖励，有利于具体的医德医风建设。精神激励和经济奖惩有益于医师职业发展，具有强化医师职业道德的效力。在这里，满足医师个人经济利益的积极作用是应该给予肯定的，强调医师职业道德"经济性"中善的属性不是伦理学的倒退，而恰恰相反，是医德医风随社会和经济发展的必然结果，是现象对本质的客观反映①。在协调利益关系的同时，对医师职业道德的进一步强化和培训需要走在前面。只有规范医师职业道德行为，端正医疗执业的动机、摆正职业位置，医师才能在为民服务的过程中，实现自身的价值并赢得社会的尊重，才能在满足个人利益的同时享有职业价值带来的道德利益。

---

① 赵琪、赵迎欢："当前医德建设困境的分析及对策"，载《中国医学伦理学》2010 年第 6 期。

2.3.3　患者期望与医疗服务现实间的差距

在医疗活动中，医师与患者双方都期望达到某种和谐共赢的效果，这种愿望是美好的，但是基于医学科学技术的未知层面还很深远，医学发展水平总有它的局限性，并不能总是完全达到理想化的效果。生物工程技术的发展，特别是克隆技术、人类基因图谱的完成，给人类战胜疾病提供了广阔的前景。但真正将遗传信息完全破译，克隆技术完全成熟并应用于临床还有相当长的路要走，很多疾病仍未找到根本解决办法。作为临床医师，会感到能完全应对的疾病相当有限，相当一部分疾病只是对症处理，而不能从病因上去解决。患者的期望是永无止境的，随着医学的发展，人们对医疗行为的要求也越来越高，医师面临的风险也越来越大。在现实临床中，由于受各种因素的制约，我们必须认识到患者理想的期待与医疗现实水平存在着的巨大差距。这种差距导致医师职业群体在一定程度上会善意或非善意地向患者隐瞒信息，并造成行为偏差，从而影响整体职业道德的状况。医师专业技术知识在医学信息上处于绝对优势的垄断地位，垄断着医疗资源的利用，这为医师向患者隐瞒信息提供了条件，这种条件产生的背景必然与职业道德相关，必然需要职业伦理的规约；另一方面，因为担心医疗纠纷的发生，而改变其执业行为所造成的防御性医疗越来越多。如做不必要的检查、增加患者复诊次数、延长住院时间等，这些也许并非患者所必需的医疗服务，但由于信息的不对称性，患者及家属也往往很难发现和拒绝其不合理性。这也成为医疗费用上涨的重要原因，从而超出患者对医疗行为的理想期望。

➡ 2.4　本章小结

本章借鉴伦理学理论基础讨论适用于医师职业伦理道德构建的相关理论，在对普遍伦理原理中具有代表性的功利主义、康德伦理学、罗斯道德规则进行原理解析的同时，也考虑到这些原理在医疗情境中的伦理现象，结合医师职业这一特殊领域学科的特质，归纳重组医师职业伦理道德的相关问题，提出我国医师职业目前在医师非专业行为与职业伦理行为的矛盾、医师个人利益与职业道德利益的冲突及患者期望与医疗服务现实间的差距3个方面的伦理困境。

第三章

医师职业伦理价值透视及研究范畴

　　前面的研究中已经讨论过伦理是有关道德的一门科学，并归属于哲学范畴。古希腊哲学家亚里士多德早在《尼各马可伦理学》一书中阐述了伦理的内涵，这也成为世界上较早的伦理学专著。伦理体现的是，在社会生活中经济利益与物质生活之间的关系，并探讨在人际交往中的个人利益与集体利益的冲突。医师职业伦理的规范程度直接关系到现代医患关系的发展。目前，医患之间不仅是治疗与被治疗、服务与被服务的关系，还存在着合作互助的关系，诊疗过程中的高度共同参与性，需要医师从伦理上时刻保持职业素养，从行为上有明确的道德规范来指导。本研究从医师职业伦理价值的视角，基于现实公立医院的医疗实践界定符合我国当前和谐社会发展路线的医师职业伦理范畴，进一步对医师职业伦理价值做出质的分析和聚类。伦理范畴即宏观的规范，是人们在从事社会活动中理应遵守的道德底线[①]。自古以来，在医德评价的价值论述中，社会道德体系中人们对医者的特性有着共同的认知，制度、法律条文也对其有着硬性的约束。约束诚然需要存在，但作为制约的形式与主旨，应体现道德主体和客体的内在需求，考虑现实社会因素动态变化的影响，反映医师职业道德的伦理精神。目前，在广泛的调查中可以看到，外在的道德约束形式，在现实的医患矛盾和冲突中，对患者和社会来说并没有明显的实际作用。而对于医师职业群体而言，医师职业道德的规范化形式往往被医师们当作一种意志与情感之外的、不得不遵守的约束形式。所以，医德评价无论是作为目标还是

---

① 宋希仁：《道德观通论》，高等教育出版社 2000 年版，第 67 页。

作为手段，都需要持续在医疗实践中获得道德主体和客体的主观反馈，同时也需要在社会环境和医学科技的变化发展中进行深入的伦理思考和科学分析。

3.1 传统医师职业伦理面临的挑战

伴随着历史和时代的发展，人类医学在医师职业伦理的规约下不断前进。传统的医师职业伦理规范在医学史上曾经发挥了非常重要的作用，它确立了治病救人，生命至上的职业观念，奠定了现代医学人道主义的行医原则。我国唐代名医孙思邈的著作《大医精诚》，就是古代医师职业道德较高境界的体现。"大医治病，必当安神定态，无欲无求，发大慈恻隐之心，誓愿普救含灵之苦……"我国儒家伦理思想对医师职业的影响也尤其深刻，"仁"是儒家伦理思想的核心。"仁爱"是医师从业的行为准则，"良心"是医师职业道德的基础，热爱生命、对患者有恻隐之心，都是自古以来社会对医师的评价标准及医师执业的基本伦理原则。同时，"贫富虽殊，药施无二"的传统医师职业伦理精神也要求医师对患者应一视同仁，并且全力以赴地挽救生命。但在现代社会的进程中，由于多种社会因素对医学环境的冲击和影响，使医师职业伦理遭遇了空前的挑战。医务工作人员，特别是医师职业群体在医疗活动中的执业行为、态度表现、沟通方式等都有可能会成为引发医患矛盾或冲突的主要责任主体。医学技术的发展、医疗资源的配置、社会舆论的影响都在挑战着传统医师职业伦理标准，医疗行为的是非对错将随着现代社会的发展而增加判断与评价的伦理难度。因此，在现代社会中将重新界定传统医师职业伦理评价的原则及内涵，从而更好地推动医学职业的现代化发展。

3.1.1 市场经济的发展对医师职业伦理价值观的挑战

在我国传统的医师职业伦理观念中，医师职业的伦理意义超越了营生和谋利的范畴，"欲谋利学医则不可""重义轻利""大公无私"的职业价值，长期以来规约着医师执业的目的和价值，从而导致医师职业道德化。20世纪以后，社会生产力高速发展，经济因素在社会活动中逐步成为关键的要素和基本的择业条件，医疗活动也不例外。医师职业所体现的劳动性质是体力与脑力的高消耗，医学科技发展带来的高医疗成本及医疗卫生行业激烈的竞争等，都逐渐影响了社会以及行业本身对医师职业伦理价值的认识。尤其是随着西方医学的引入，经济因素已成为大规模医疗活动中非常关键的因素。在市场经济的推动下，逐利的思想蔓延在公立医院医疗活动中，经济成本核算、绩效评估指标都需要医师在工作量中体现，同时医师在工作中追逐合理利益和维护自身合法利益不受侵犯也成为社会的共识。

近年来，我国医师群体的社会地位依然较高，社会期望与医患关系对医师职业的伦理需求不断攀升。高职业风险、高学历、高强度的工作给医师们带来了越来越大的职业压力，因此有相当一部分公立医院医师在本次调查中表达了付出与回报不成正比的失落感。一部分医师在通过正当途径无法实现自身利益后，便开始寻求非道德的经济补偿，如大处方、大检查、红包现象、药品及特殊检查回扣等。诸如此类医德失范的情境不仅对传统的医师职业伦理观念构成极大威胁，也对医疗秩序、医患关系及公立医院的公益性质造成非常大的影响。

这种现实的社会价值冲击，在医疗卫生行业，特别是公立医院的改革中成为补偿机制研究的重点。如何通过经济效益合理补偿消耗而达到生存发展的目标，如何处理好经济收益和卫生服务的关系，如何在保障患者利益的同时，也能关注到医务人员的正当利益需求，这些需要通过新的医师职业伦理价值观来解读。特别是医师群体的行为，如何确保义务与责任的统一，如何在现有的条件下不断激发医师们的职业积极性和创造性，如何处理好各种利益关系，也同样需要切合现实的医师职业伦理价值作为导向。

3.1.2 新型医患关系需要更加和谐的医师职业伦理价值观

医患关系是医疗实践活动中重要的关系，是人与之间日常生活的重要关系，是全社会共同关注的焦点和热点。2009 年，在《中共中央国务院关于深化医药卫生体制改革的意见》（中发〔2009〕9 号）中，对于和谐医患关系的构建提出了具体要求："构建健康和谐的医患关系。加强医德医风建设，重视医务人员人文素养培养和职业素质教育，大力弘扬救死扶伤精神。在全社会形成尊重医学科学、尊重医疗卫生工作者、尊重患者的良好风气。"医患关系对医疗活动的开展、医疗机构和医疗体制的良性运转有着重要的意义。医患关系对医疗活动的影响既能产生积极的、正向的激励功能；也能产生消极的、负向的不良影响。从范围上看，医患关系的功能又可以分为两个层次：一是对医患双方个体的功能；二是对社会的功能。医患关系积极的个体性功能主要包括有利于促进医疗效果从而增进患者健康、有利于给医方创造一个良好的工作运行环境、有利于减少防御性医疗从而降低医疗成本、有利于减少医疗纠纷和医疗过错；医患关系积极的社会性功能主要包括：有利于卫生管理、有利于节约国家卫生开支、有利于卫生政策的推行、有利于社会的和谐稳定。因此，医患关系对于个体健康及社会和谐有着重要的意义。

近年来有调查研究显示，医患双方认为医患关系"紧张""一般""和谐"的人数约各占三分之一；医患双方认知差异具有显著区别：医方较患方表现悲观，其中临床医师更甚；患方因就医类型、所在地区、年龄、学历的不同对医患关系和谐度的选择差异较大。77.22%的患方表示对医方信任，但医务人员所认为的信任度只有45.99%（$P<0.05$）[①]。

由此可见，在目前的社会发展背景下，医患之间逐渐由传统的医方处于主导地位、患者盲从型的模式，向医患平等、互动、共同参与的新型模式转变。这反映出人们对医疗服务的需要与需求已经远远超过医疗服务所能提供的内容，而且由于医疗行为与人的健康息息相关及人们自我权利维护意识的增强，在医疗活动过程中医疗投诉、医患纠纷的发生越来越频繁。由于医患双方人群所处环境、教育背景、文化、医学信息不对等，导致双方对医患关系及相关内容的认知上存在差异，并且不同层次的人群间的认知也可能存在差异，进而容易产生纠纷。特别是医师群体，在面对纠纷、处理纠纷的实践中，往往被推到风口浪尖，甚至不得不承担"医闹"风险。因此，医师职业伦理价值在新型医患关系的影响下，医师的"应然"和"实然"反映出对职业伦理价值的忽视与导向需求。传统的医德价值体系，以个体的义务导向模式为主，强调单纯的医患关系，仅仅要求医师在思想和行为上体现出"仁爱"和"奉献"，但忽视了医患关系的社会属性，医师在医患关系中也需要获得个体利益和生存发展的需要。有限的医疗卫生资源与众多层次的健康需要问题，紧张的医患关系再加之单纯强调医德价值的伦理纲常，在一定程度上必然会让医务人员在观念上产生职业价值的困惑、行为上的失衡。因此，医师职业伦理要从

---

① 乐虹，魏俊丽："医患关系双方认知差异比较研究"，载《中国医院管理》2011年第11期。

实践发展的角度重塑其价值，从创新完善的角度，构建新的医师职业伦理规范体系。

3.1.3 医学科学技术的高速发展对医师职业伦理价值的影响

医学科学技术的迅速发展，让我们不断更新对生命、疾病及死亡的认识。高科技带来了更长寿、更健康的生命状态，同时也带来了更复杂、更深刻的伦理问题。器官移植、3D 打印技术、克隆人、安乐死、人工授精、试管婴儿等医学科学带来的广泛社会影响，一直以来是人们思考和辩论的重要领域。这些领域对人的生命和健康产生的影响，是否和医学的目的有所不同，"身体发肤，受之父母"的传统医德观念是否应该继续延续，这些问题值得深思。医师的职责在医学科学技术高速发展的同时也被重新定义。在人权主义和人道主义的原则中，医师职业道德如何反映不仅需要"挽救生命"，还需要采取一切必要的措施来减轻和免除患者的生理痛苦和心理痛苦，从而表现出对患者的伦理关怀。这些影响都意味着医师面对的不仅仅是疾病和患者，而是整个社会。

医学科学技术的发展带来了许多传统医师职业伦理价值无法回答的伦理问题，这就要求医务人员要重新构建职业伦理价值观念，同时医师职业伦理价值也要随着现代社会的变化而变化，随着医学模式及医学科学技术的发展而发展。

3.1.4 现代化医学人才培养模式的转变需要医师职业伦理价值的导航

传统的医学人才培养模式，是以医学诊断治疗的技术为根本的，在单纯的生物医学模式影响下，医学人才大多只关注疾病本身，这也导致了医患关系恶化的局面不断扩大。1977 年，恩格尔提出了生物-心理-社会医学模式，提出了现代医学的理念要把人看作是完整的社会人，在重视生物因素的同时，要更重视人的心理因素与社会生存状态。与此同时，具备高尚医德品质和崇高敬业精神是现代社会对医师职业提出的更高要求。倡导"以病人为中心"，强调尊重、人权、人格，突破了传统医师职业道德观念的局限性，拓展了医师职业的范畴。WHO（世界卫生组织）提出"五星级医师"标准，新时代的医师应该成为医疗保健提供者（提供高质量、综合的、持续的和个体化的保健）、保健方案决策者（要能够选择经费效益较好的措施）、健康知识传播者（通过有效的解释和劝告，开展健康教育）、社区健康倡导者（满足个体和社区的卫生需求，并代表社区倡导健康促进活动）、健康资源管理者（利用卫生资料，在卫生系统内外与个体或组织一起工作，满足患者和社区的要求）。这种标准也表明现代化医学人才培养的模式必然要做出改变，对在校的医学生传递正确的医师职业伦理价值观是医学院校培养现代合格的医学人才的一项重要任务，对在职的医师群体进行规范化职业伦理的培训也是继续教育不可或缺的一部分。

　　国际上对医学生的培养目标也不仅仅注重医术的精湛，各国对医学生综合素质的教育也非常重视。20世纪80年代后，西方国家更是将"敬业精神和伦理行为"看成是医疗实践的核心。1987年，英国的医学院校在医学教育中融入医学伦理学；1995年起，美国大部分医学院校广泛开设医学人文课程，引入职业道德教育的课外活动；德国医学院校为了培养医学生医德情感，定期要求学生进入社区、医院进行生命关爱教育；加拿大医学生"道德教育社区"利用网络教学平台督导学生进行医德实践教育。我国医学院校在医师职业伦理教育中依据1995年教育部的总体教学目标开展以医学伦理学为主的人文社会科学课程体系，但随着社会的发展和医学模式的转变，教学目标并没有体现变化的本质，医学生在医学科学思维、人文精神、创新意识等方面仍然认识不足，对医患关系的理解和协调能力也因此存在误区和实践短板；在课程设置方面，综合素质教育、人文社会科学一直以来作为边缘学习目标，使得学生、教师在职业伦理精神的培养方面缺少更具体和更规范化的引领；在继续教育方面，医学专业人员需要在职业精神方面可持续性地发展，医德评价也需要随着医患关系的发展构建规范化的体系。

➡ 3.2 医师职业伦理价值的一般认识

　　伦理价值与人类社会相伴而生，形影相随。马克思曾经说过："价值这个普遍的概念是人们从对待他们需要的外界物的关系中产生的"。[①]根据马克思主义关于价值本质的观点，人们的行为、品质必然会对社会生活产生一定影

---

① 马克思、恩格斯：《马克思恩格斯全集》（第19卷），中国人民大学出版社1989年版，第134页。

响，因此社会才要借助于评定道德的价值来调整人们的道德关系，向人们提出一定的道德要求和应当履行的道德义务。医师职业伦理与医学发展和实践密切相关，与人类的医疗服务共生共存，同时也受到整个社会在不同的历史阶段所体现的社会道德价值水平的影响。医学领域当中的医师职业群体，是处理与患者、社会关系的主要代表。医师职业伦理的价值应当体现为社会各群体对医德作用和功能的广泛认同感，能够作为医师职业群体的行为先导和精神指引，能够推动医患关系、医医关系、医社关系的和谐发展。

3.2.1 广泛认同感

医师职业伦理的作用与功能首先应体现在对患者健康利益的实效性当中，这就说明其价值应该反映医学实践是否能真正满足现代社会广大人群的健康需要，健康需要是否被满足也不应仅站在医学实践的角度去观察。在对待人的生命、健康、疾病等方面，价值的广泛认同强调服务的意识与行为是否能够为现代社会广大人群所接受并能产生积极的效果，强调医学职业给社会人群的感受。从现实情况来看，长期以来医师职业伦理的价值都是单纯反映医师主观意识形态的，医师的执业行为和结果表现出的医德价值观是否积极有效。但以服务大众、关注全面健康的角度，这种价值观念是否能够真正满足于现代社会广大人群的健康需要，是否被现代社会广大人群所认可，就不能仅仅从医师职业本身入手，只有医德得到广泛认同才能发挥其价值导向的作用。

3.2.2 医师执业行为先导和精神指引

执业行为体现了医师对职业精神的领会与接纳程度。医师职业精神的形成依赖于医师专业水平及其人格共同成长的过程，因此受到很多因素的影响。例如，医师对患者的帮助，从医学伦理的视角体现人性至善的精神，但如果医师在执业的过程中没有受到尊重，在至善原则受到打击和挫败的情况下，这种精神还是否要维系？执业行为是否应当因此而改变？这类问题从根源上仍然需要做出职业伦理的价值分析。积极有效的价值观念应该在医师执业的过程中起到先导作用，对患者的关注、医疗技术的提高及平等医疗、社会正义感、合作精神的培育做出正确的引领。伦理价值虽然长期以来深入人心，但也需要从价值目标的角度不断有新的追求和探索。传统的医师职业道德观念，关注医师个体的素质修养，但现在需要逐步转向关注医学科学与社会的协调发展，关注患者的心理健康、生理健康，关注与患者健康利益相关的社会利益。医师职业伦理的价值意义体现了多元的、综合的大健康观念，不仅要救死扶伤、防病治病、促进健康，还要促进医学科学与社会的全面、协调、可持续发展，对整个社会的发展负责。①

3.2.3　推动和谐医患关系、医医关系、医社关系

医患关系是指在医疗活动的整个过程中，以医务人员为中心的一方，与以患者及其家属为中心的另一方建立的一种双向的特殊的人际关系。受社会、心理、经济等多方面因素的影响，医患关系体现为道德关系、利益关系、价值关系、文化关系、法律关系等多重关系。西格里斯曾说过，每一种医学行动始终涉及两类当事人：医师和病员，或者更广泛地说，是医学团体和社会，医学无非是这两群人之间多方面的关系。因此，医患关系的多重关系使其在不同的范围内具有不同的狭义定义，主要包含管理学意义上的医患关系、医患法律关系、医患伦理关系。在医患关系的概念中，涉及两个重要的主体——"医"和"患"。在宏观层面的医患关系中，"医"不仅包括广义上的"医务人员"，还包括"医疗机构"，甚至是"医疗体制"，是"医疗服务"的所有提供者；"患"不仅指"患者"，还包括患者家属，甚至是所有"社会成员"，是"医疗服务"的所有接受者。在微观层面的医患关系中，"医"仅指提供具体医疗服务、实施具体医疗行为的医务人员和医疗机构，"患"仅指接受具体医疗服务的患者及其家属和直接相关人员。在医疗实践中，由于医患双方专业分工、专业知识背景、医疗信息的掌握情况及各自权益的不同，从而对医患关系的理解和态度也存在明显的差异，对在医疗服务过程中出现的各种问题的处理方式也会出现矛盾和冲突。

医师职业伦理的选择是以敬畏生命为本质，以权利与义务为基础的。这种权利与义务不仅体现在医疗活动中的医患之间，对于改善社会卫生状况、人群健康水平来说，医师职业伦理价值的影响力反映在社会各种关系的发展中。医学内容的复杂导致了医学分工的细化，单一的医务工作人员，无论技术水平如何高超，也不能完全解决病患问题，因此必须分工合作。只有预防、诊断、治

---

① 徐玉梅、杨萍：《和谐医德观研究》，中国海洋大学出版社 2014 年版，第 104 页。

疗和康复密切合作，才能使复杂的疾病在多科会诊、共享知识的平台下有好的医疗效果。不同的诊疗阶段，也需要不同技术分工的医务工作人员配合完成，如门急诊、辅助检诊、手术麻醉、护士等卫生技术人员。这些人员相互之间所构成的"医""医"关系同样需要伦理价值的规约。

与此同时，疾病产生的社会性因素、疾病谱的变化以及医疗卫生体制、政策、资源配置的影响，都体现了医学范围的扩大化趋势。2016 年，习近平总书记在全国卫生与健康大会的重要讲话明确提出，进一步推进健康我国的建设，将健康纳入所有的国家政策。从这里可以看出，医学与社会融合的必然，也体现出医师职业伦理的价值也不容忽视"医""社"之间的关系。只有通过双方价值的共鸣才能构建符合和谐社会特征的医社关系。从而影响到医疗卫生决策部门，使其更加明确自身的责任和义务，更合理地配置有限的卫生资源，促进大卫生、大健康的发展。

➡ 3.3 医师职业伦理价值研究范畴的界定

医师职业伦理价值关系到医师职业道德发展的方向及医师职业伦理原则体系的根本性问题。价值导向对整个社会整体而言，能够逐渐将个体多元的价值取向有效地引导到一个全社会共识的统一方向上来[①]。明确医师职业伦理的价值范畴，坚持正确的、和谐的医师职业道德价值观，是整合医疗行业医德医风、发扬医师职业精神的重要理论问题。

3.3.1 以人为本的生命价值

以人为本是科学发展观的本质和核心，国内学术界对这个问题的研究十分广泛，涉及哲学、经济、教育、社会等各个领域。有学者指出，以人为本有三个层次的内涵：首先，它是一种对人在社会历史发展中的主体作用与目的地位的肯定；其次，就我国现状来讲，它是一种立足于解放人、为了人、实现人的现代化的价值取向；最后，它是一种思维方式，它要求我们要用"以人为本"的尺度来衡量我们的实践活动，实行人性化服务。[②]人的生命价值是人从生到

---

① 郭建新："构建和谐社会的道德价值取向"，载《光明日报》2005 年第 4 期。
② 韩庆祥："以人为本的科学内涵及理性实践"，载《河北学刊》2004 年第 3 期。

死产生的正效应的总和，是自然价值和社会价值的统一。生命价值观是现代生命伦理学的核心观点，也是现代医学伦理学和生命伦理学的主要理念。生命价值是指一个人的生命所具有的自然价值和社会价值，自然价值指生命本身的质量，社会价值指生命对他人和社会的意义。自然价值决定了生命的内在价值，社会价值决定了生命的外在价值。人的生命价值具有平等性、终极性、普世性、权利至高性等特征，当然也必然存在着不可逆性、唯一性和精神寄托性，是一切价值的基础。从哲学伦理学的古典功利主义与契约主义视角分析，因为人的生命具有唯一性和不可逆性，因此人的生命价值之间是没有可比性的。社会因素（社会阶层、社会地位、社会环境）不能将人的生命价值进行比较和分割，生命在任何人面前一律平等，以人为本的生命价值观的伦理内涵是医学职业，特别是医师职业伦理价值的核心体现。

医师职业的伦理价值首先要关注以人为本的生命价值导向。医师职业对人、人的生命与身心健康的敬畏、尊重与关爱，体现的是社会对医师职业精神文化和文明的诉求，也是医师职业群体的思想态度和价值取向。追求以人为本，强调人文关怀的本质是与人的尊严、人的价值、人的权利、人的心灵、人的理想、人的命运、人的精神生活、人的独立及人格等密切相关的。[①]随着医学伦理研究领域中多学科理论的糅合，以人为本的生命价值观在医学人文关怀中越来越受到重视。将以人为本、生命价值结合在一起思考不仅是关注医者人道主义的实现，还是从价值导向的角度追求生命价值、医师职业价值、健康价值及社会价值的统一。坚持以人为本，完善人的德性，旗帜鲜明的强调医师职业对于生命的道德标准和服务宗旨，充分体现了医学人文关怀的价值。

医学人文关怀视野下以人为本的生命价值观的内涵体现在医学人文关怀视野下的生命价值，主要表现为对生命无微不至的关怀、对生命的热爱、对生命的敬畏、对生命存在的积极探索和对生命境界的提升。这种价值观提醒医师职业对待生命，不再仅仅是出自自然性的"良知"，更应是一种积极的支持、鼓励和引导。例如，对患者躯体健康的关怀，是以人为本的生命价值观的基点。医师职业的目标就是用更短的时间确诊，并通过及时有效的治疗缓解患者的痛苦。对躯体疾病的诊断不能光靠超声、核磁共振等先进医疗设备的检查结

---

① 范旭颖："论以人为本生命价值观及其在医学人文关怀中的实现"，载《河北师范大学》2011 年。

果，还要依靠病史采集和有效的关注、沟通来判断病情。医师视、触、叩、听的检查过程也是与患者近距离接触进行沟通的过程，聆听患者的陈述、与患者交谈、解释病情可以缓解患者的紧张与恐惧，使患者愉快地接受治疗。医疗服务要积极采用诊断准、创伤小、疗效好、并发症少的治疗方案，这就要求医师无论是在对待医学知识和业务技术的职业态度上，还是在关注、关怀患者的职业行为上都应体现以人为本的生命价值观。在临床上部分患者因应对疾病所带来的心理问题，也会直接影响患者生理疾病的治疗效果。因此，医师是否有效关注和合理关怀患者，也许与诊疗行为的规范程度无关，但对于诊疗的效果和患者的期望来说其影响往往是有差异的。所以，医师职业伦理价值的导向，不仅要通过规范医师的用药行为和治疗方案来解除患者躯体上的痛苦，还要用对生命的同情心去理解、体贴患者，对其做好心理疏导，避免不良刺激。改善对患者的态度和医疗行为，给患者以关心爱护，是医学人文关怀的较高层面。这就包括现代医学广泛倡导的临终关怀，关注生存时间有限的患者，在对其在进行治疗和护理的同时，尽量使其以最小的痛苦走过人生的最后路程。临终关怀的本质是对临终患者的照护，它不以延长患者的生存时间为目的，而以提高患者的临终生命质量为宗旨，满足患者和家属在生理、心理、伦理和社会等方面的需要。它提倡的是关心、尊重临终患者、以临终患者为服务中心，使患者充分感受到自己生命的尊严，感受到自己生命的价值，体现了生命神圣论、生命质量论和生命价值论的统一，是医学人性化的价值需求，也符合社会道德和人类文明的发展要求。

3.3.2　仁爱至善的德性价值

德性是通过外在的规范来影响和教育个人使其获得对某一事物的理性认识，并由此产生情感上的认同。仁爱至善是医师职业基本的德性。医学的本质是维护与促进健康，以延长人类寿命，不断追求高质量的生命为目标。医学的本质和目标决定了医学与"仁爱"有着天然的或必然的联系。在我国传统文化中，"仁"是儒家伦理思想的核心，儒家的"仁者，爱人也"；佛教"万物皆有佛性"而"不伤生"的宗教理念；基督教文化将生命万物视为上帝造物而论证"爱人"的无条件性。由此可见，把"生命万物"当作道德关怀的一般对象，把"仁爱救人"作为医学道德原则的基本内容是被中西方文化所共同尊崇的。从希波克拉底的誓言到盖仑对医学本质的讨论，从《迈蒙尼提斯祷文》到《胡弗兰德医德十二箴》，它们在揭示"医乃仁术"的价值目标时，也都在强调医德主体的修为是医学存在和发展的主线。内心怀有"仁爱救人"之心，是无愧于医师称号的基本前提和先决条件。医师的德性是在善良、正当的价值导向中明确要遵守的规范，却又高于规范所能达到的目的。至善仁爱应内化成为个人的道德品质，使其价值从自然意义上成为医师职业群体核心的一部分，从而发展成为社会意义上的存在，成为有主体道德意识的独立人格，展示医师医德自我存在的价值。所以，德性伦理判断善恶更关注的是评价主体的道德品质和行为选择，更强调道德养成在具体个人身上的稳定特征。因此，医师职业群体的伦理规范价值的标准，需要医师本身不断从个人"善"的品质上去修为和塑造。持久的至善道德信念能使医师在面对临床工作中诸多伦理两难、利益冲突与选择时能将道德知识落实为道德行为，即使遭遇暂时的挫折与不公也不会因此感到痛苦而轻易改变初衷。①

3.3.3　公平正义的社会公益价值

　　社会公益性长期以来是我国卫生事业的根本性质，是基本医疗卫生服务的本质属性。医疗政策符合全社会的利益，医疗资源公平合理地使用和分配给城市与农村、一般人群与特殊人群等都体现了医学的社会公益价值。特别是公立医院的医疗卫生服务，公益性强调的就是不以营利为目的，以提高社会公众的健康水平为目的，以公众的健康利益和福祉为目的。在具体的医疗实践中，医师职业伦理需要明确医疗行为的目的是为了社会利益，而不是单纯为了某一患者或少数患者的利益。现代医学在职业范围和大卫生的社会影响下，也已经发展成为庞大的社会性事业。因此，现代卫生事业的管理和评价工作已经不仅停留在关注患者的诊疗效果或公立医院的经济效益上，更多的绩效评价是针对社会利益和社会发展的长远利益。

　　因此，医师的医疗行为也需要考虑到社会公益带来的社会责任。医师在与患者接触的过程中，如何正确看待自己和患者，保持医患之间的平等关系，是否能够在职业态度上、职业作风上、职业行为上对患者一视同仁，公正合理地对待不同健康水平和状况的患者，即医师职业应有的价值取向和伦理规范。医

---

① 张瑞宏："基于德性伦理学的医学道德教育价值目标探析"，载《中华医学会医学伦理学分会第十九届学术年会暨医学伦理学国际论坛论文集》，中华医学会、中华医学会医学伦理学分会:中国自然辩证法学会医学与哲学杂志社 2017 年版，第 554～557 页。

疗卫生服务的不公平会导致卫生事业的公益性弱化，社会公益性在医师职业群体中的含糊不清必然也会导致医师职业道德的虚化。因此，医疗卫生事业必须强调公益性，医师职业伦理也要强调社会公益价值观的强化。尽管当前的医疗公平并不意味着结果的绝对公正，但是积极推进职业行为的规范、公平，在医德精神教育层面引导医师树立公平与公益的观念，才能够最大限度地保障人人享有基本医疗卫生服务，才能切实解决城乡居民不能平等享有卫生资源的问题。

3.3.4 以义制利的医疗合理价值

先秦儒家"以义制利"的伦理观是儒家伦理的精华所在。马克思曾说"辩证法"是黑格尔唯心主义"神秘外壳中"的"合理内核"，"以义制利"的伦理观在儒家的伦理思想体系中亦有"合理内核"的地位。①在我国漫长的伦理思考中，"以义制利"的伦理观也为中华民族伦理思维的基本模式和价值标准与价值取向奠定了基础。"义"主要指合理性道德原则或符合这些原则的行为；"利"主要指利益、好处、财富等物利与功利或追求他们的欲望与行为。陈会林关于"义""利"作为伦理范畴的阐述表现在三个方面。

① 道义与功利。道义是道德主体在行为活动中所追求的真善美的道德价值，是主体自我确立的行为道德规范与道德原则，是其载体"德行""义举"之类的行为体现。它体现的是人的崇高与尊严，它所达到和追求的往往不是感性的功利，而是崇高的道德理想与道德境界，但它也有"利"的元素蕴含其中，即人类社会的根本长远利益。功利是主体（人）所追求的，是可以满足主体需要的客体（内容），其具体表现为金钱、名誉、权势等现实利益。主体之所以追求各种功利，功利之所以产生和存在，是由于功利能现实地满足主体的需要，功利是人的内在需要得以满足的手段。

② 社会利益与个人利益。"天下之人无不求利"，"天下熙熙，皆为利来；天下攘攘，皆为利往"（《史记·货殖列传》），但"利"有整体利益与个体利益、社会利益与个人利益之别。从客观上看，整体利益与个体利益均根植于同一社会，反映同一历史必然和大众的需要，个体的利益通过整体利益才能得以实

---

① 陈会林："以义制利:儒家伦理的合理内核"，载《沙洋师范高等专科学校学报》2001 年第 2 期。

现，整体利益通过个体利益才能得以体现。从社会价值观对人的影响上来看，社会利益是对个人利益的统领，从根本上说个人利益能促进社会利益的实现。道德主体所面临的义与利、社会利益与个人利益的矛盾，是基于特定社会历史条件的限制对个体的道德实践能力和价值导向的影响，而造成义与利的精神混淆和心理模糊。

③ 义务与权利。"义"是人在社会中应尽的义务，"利"是人在社会中应享有的权利。例如，我国医师在职业范围内需要履行的义务及享有的权利在《中华人民共和国医师执业法》里有明确的规定。从伦理道德的角度，道德主体的行为是否合理，取决于尽义务的程度和对利益的取舍。见利忘义必然是不合理的伦理价值，道德主体也有"利"的需求，如医师受尊重的权利、职业发展的权利、满足医师及家属生存需要所应获得的物质享受的权利等。在现实的医疗实践中，合理医疗是以医院现有的设施、仪器设备、技术条件为基础，向患者提供更好的治疗方案，更大限度地减少医疗资源消耗，保障患者基本医疗需求，控制患者最高医疗消费的医疗行为。然而在目前的社会经济形势下，符合上述要求的合理医疗正承受着防御医疗与过度医疗的冲击。有研究曾对北京 9 家三级甲等医院的 512 名医师的医疗行为进行调查，100% 的医师承认自己有不同程度的防御性医疗，其中 79.4% 的程度偏高。非合理医疗带来的诸多问题，已严重影响我国卫生事业的健康发展[①]。

3.3.5 医疗服务的诚信价值

诚信这一道德规范，在千百年来的社会生活中，对于调整人们的行为，对于人类社会的发展都起到了重要作用。注重诚信是我国古老而优良的道德传统，是中华民族的深层次道德意识。在我国社会转型时期，社会主义市场经济体制的建立与发展，呼唤着诚信机制的建立。随着时代的发展，"诚信"价值被赋予了体现时代精神的新内涵。医患之间的诚信是社会信用体系的有机组成部分，医师职业诚信价值的强化有利于推进社会和谐关系的发展，有利于提升整个社会的文明水平，尤其是在信用问题日益凸现的当前，倡导医学领域的诚信价值观，具有重要的理论意义和深远的现实意义。

在医学领域中，诚信是维系和调节医学人际间互信互利的良性互动关系、

---

① 程红群："非合理医疗行为的伦理探讨"，载《中国医学伦理学》2011 年第 2 期。

保障医疗卫生事业和整个社会可持续发展的基本纽带，是医师在执业过程中的立身之本、处世原则。诚信为基、守信为本的医德诚信观和行为准则，是当前医疗机构及医务工作人员必须遵守的职业道德规范的基本内容，更是医德规范体系中道德底线的要求，是建立与社会主义市场经济相适应的医学道德体系的重要组成部分。"医"和"患"之间本身就存在着医患关系不对称的现实状况，医师在医患关系中总是处于信息优先的地位。同样，患者对医师职业权威的信任也是医患关系建立与保持和谐的重要基础。医患间信任的流失，将使医患关系变得敏感而脆弱，双方的矛盾也更容易激化和蔓延，从而可能会使普通的医患矛盾上升为恶性事件。因此，诚信是医患和谐的重要条件。唯有医师坚持诚信服务，才能和患者建立起互相信任的和谐关系，对于患者而言医师良好的诚信服务，也能够为医疗机构特别是公立医院的信誉添砖加瓦。良好的信誉是公立医院吸引患者、占据市场、获得经济效益和社会效益的可靠基石，也是和谐社会的重要构成要素和具体体现。

⇒ 3.4 本章小结

　　本章从市场经济的发展、新型医患关系的需要、医学科学技术的高速发展以及对现代化医学人才培养模式的转变四个方面，对医师职业伦理价值观的影响及挑战做出了全面的剖析和总结。从而提出医师职业伦理价值应当体现为社会各群体对医德作用和功能的广泛认同感，能够作为医师职业群体的行为先导和精神指引，能够推动医患关系、医医关系、医社关系的和谐发展。在此基础上，结合当前公立医院的医疗实践与医患关系现状，界定了包含以人为本的生命价值、仁爱至善的德性价值、公平正义的社会公益价值、以义制利的医疗合理价值及医疗服务的诚信价值在内的 5 个方面的医师职业伦理价值研究范畴。

第四章

医师职业伦理原则及要素模型构建

　　医师职业道德应该像医师职业群体中一面飘扬的旗帜，引领医师职业向伦理的层次发展，同时它又应该像一面镜子，时刻反映着医师的行为、职业素养、和道德品质。从哲学意义上说，伦理有多个层面的原则，即个人主义原则、功利主义原则、人道主义原则、利他主义原则和集体主义原则[①]。个人主义原则崇尚个人自由，广泛强调自我选择、自我控制的个人或自我。个人主义原则被视为西方社会占主导地位的价值准则，其合理性不在于对个人利益的肯定，而在于对每个人利益的肯定与维护，这是个人主义与利己主义的根本区别。个人主义中蕴含着对个人生命、尊严、自由、平等、公正的追求，是人文精神的体现。功利主义是重实效、重利益的伦理观，在人们的实际生活中，利益关系矛盾突出，功利主义原则不能过于激进，也不能轻视。人道主义原则是指把人和人的价值置于首位，提倡人的身心全面发展，主张人与人之间的互助、友爱的精神及善待一切人的思想体系。利他主义原则强调他人和社会的利益，是对市场经济中片面追求个人利益的矫正。集体主义原则强调的是个人利益与集体利益的辩证统一，是社会主义的核心伦理规范。因此，我们结合前期医师职业伦理价值把哲学范畴上的伦理原则的研究范畴作为理论依据，通过专家深度访谈及德尔菲（Delphi）专家咨询法试图科学界定医师职业伦理原则及要素。

---

① 倪愫襄：《伦理学导论》，武汉大学出版社 2002 年版，第 11 页。

4.1 研究目的

本研究旨在界定公立医院住院医师职业的伦理原则，为公立医院在医德评价活动中制定伦理规范化培训方面的价值参考与行为导向。该原则为公立医院及其他医疗机构自主发展性评价构建了精神坐标，从伦理视角为医师职业群体的精神风尚和道德规范明确了工作原则，并为医师职业伦理的社会动因的分析做了铺垫。

4.2 研究方法与步骤

4.2.1 专家深度访谈

本研究采用深度访谈法，针对目前我国公立医院医师职业道德评价当中存在的伦理问题进行梳理和总结，自行设计访谈提纲，有重点地询问研究对象对伦理原则的意见。

深度访谈法是根据本研究的需要，针对医师职业道德评价的主体及专业领域的专家（包括公立医院住院医师、公立医院负责处理医患纠纷的行政管理人员、医学院校医学伦理学或医院管理学专家）进行的一种半结构式的、直接的、个人的访问。深度访谈适合了解复杂、抽象、质性的问题，对于医师职业的伦理原则，就其特殊的敏感性与不定量性，在研究过程中，需要质性研究的补充。因此，设计深度访谈的研究思路，是出于对研究进行更深入、更直观的探索的目的，为进一步了解目前我国公立医院住院医师职业的伦理现状，界定相应的伦理原则，为构建科学合理的伦理规范奠定理论与实证的基础。本研究自行设计深度访谈提纲，对公立医院住院医师 20 名，公立医院负责处理医患纠纷的行政管理人员、医学院校医学伦理学或医院管理学专家各 10 名进行深度访谈。其中专家和行政人员访谈采取个人访谈方式，医师访谈采取小组访谈方式，从质性研究的视角探索目前医师职业伦理原则问题。

4.2.2 访谈目的及对象

（1）访谈目的

通过向访谈对象介绍本研究的目的与意义，将文献研究与理论分析中的相关主题进行总结与整合，从访谈对象的亲身经历及工作实践出发，挖掘医疗活动过程中反映医师职业的伦理原则，并为社会动因要素的提炼和模型构建奠定基础。

（2）访谈对象

选取公立医院住院医师 20 名，公立医院负责处理医患纠纷的行政管理人员 10 名，医学院校医学伦理学或医院管理学专家 10 名作为访谈对象。

4.2.3　访谈步骤

（1）前期准备

首先，在正式访谈之前，确定访谈对象能够配合访谈和课题研究。为了达到访谈的预期效果，要充分了解访谈对象的工作背景、职业背景、研究背景与医德评价的关联度，确保访谈对象对本研究的认知程度和认可程度。

其次，将前期理论研究的资料与实证调查的结果归纳整理，将医师职业伦理价值界定与医师职业道德评价的认知、满意度及伦理需求情况进行汇总，便于访谈对象在短时间内掌握研究的目的、意义、内容与假设。根据调查内容设计专家深度访谈提纲（见表 4-1/附录 A），保证在有限的时间内得到有效的访谈结果。

表 4-1　专家深度访谈提纲

主　题	次　主　题
A. 伦理价值视角重构医师职业道德的内涵	A1. 以人为本的生命价值 A2. 仁爱至善的德性价值 A3. 公平正义的社会公益价值 A4. 以义制利的医疗合理价值 A5. 医疗服务的诚信价值
B. 界定伦理原则	结合医师职业伦理价值访谈结果，提取共性原则。
C. 对研究的其他意见和建议	

最后，预约访谈。在确认访谈对象的同时，共同确定面谈的时间、地点及形式。

（2）过程控制

访谈时尽量要求不受其他因素干扰，以保证被访对象谈话思路顺畅。访问人员控制访谈的气氛融洽，保持耐心，虚心地等待并接受访谈对象的意见与建议；接受访谈对象有自己对待研究问题的立场与风格；为拓展研究思路，对访谈对象除访谈主题以外的提问与见解要表示鼓励，并认真倾听。在访谈过程中，依据被访对象的观点与见解，做好记录，包括对提纲内容的解释、被访对象的表达方式、观点及对研究课题的认识与启发，为进一步整理分析结论收集宝贵资料。

（3）访谈结束

访谈结束，要向访谈对象表示感谢，并保证研究不会给他们带来负面影响也不会对其正常工作和学习造成干扰。访谈结束后，应尽快依据访谈笔记对访谈对象的意见与建议进行整理、汇总，提炼关键要素。

（4）访谈资料整理

本次访谈设计依据职业伦理理论及前期对医师职业伦理价值范畴的理论构建，对资料进行主题分类，并设计访谈提纲。结合访谈的内容与访谈对象的反馈，将资料进行整理汇总。资料整理的方式采用分层归类整理方法。

首先，将主题进行划分，从认知、需求、伦理原则界定及社会动因视角出发，询问医师职业伦理在不同的维度是否存在不同的问题，为下一步伦理原则的界定进行铺垫。

其次，根据访谈对象的不同角度和立场，将主题的内涵进行伦理范畴划分与引导。是否能够对医师职业的伦理规范访谈出关键要素，从而解决上一层主题的疑问，是深度访谈各相关研究对象的核心。

再次，通过前面的访谈，访谈对象与研究人员基本上在课题精神与思路上已达成一致，这一环节将以典型语句询问形式进行资料汇集。访谈资料将重点语句整合，排除与研究无关的信息，根据受访人员的表述集中判断主题含义，提炼关键语句及要素，即提炼本研究的伦理原则关键词。在访谈典型语句询问中，对不同的受访人员设计类似或相同的问题咨询，运用直接与间接相结合的方法，共同讨论伦理原则的界定与社会动因归类。

最后，根据访谈对象对访谈主题的回答与解释，得到访谈对象对本研究的基本态度及具体意见。针对每个问题的答疑和理解，将关键要素进行归类提炼，提炼出伦理原则及社会动因要素。

4.2.4 德尔菲（Delphi）专家咨询法

本研究以专家作为采集和确定维度与要素的重要对象，依靠的是专家的实践工作经验和专业的理论知识，由专家对构成医师职业伦理原则及相关要素指标做出判断和认可，并通过赋予指标权重体现不同指标对医师职业伦理原则的整体水平贡献程度的大小。本研究利用统计学理论和思想，应用SPSS17.0 软件整理分析数据。分析指标体系的合理性，结合相关方法分析各指标间的相互兼容性，探讨指标间的独立程度及内涵交叠情况；并对信度、效度进行计算，分析指标体系的可靠性。具体研究思路如下。

① 采用文献检索、资料汇总及总结前期研究成果，对医师职业伦理原则及要素指标体系进行初步构建。在本研究中，首先利用文献研究及前期理论研究的有关资料，进行因素及其结构的汇总分析，从而对指标体系进行初步的整合。

② 对初始的专家咨询问卷进行设计。在设计过程中，对专家的结构、资历、权威情况进行摸底，对专家做出判断的依据和对研究内容熟悉情况进行问卷的设计，并对指标对应的分值进行确定，以便专家打分及回收统计数据。

③ 分别将初始问卷以 E-mail 或当面呈递的方式提供给专家进行问卷作答。专家作答后再以相应方式进行回收，通过第一轮专家咨询，按照专家意见剔除或增加指标内容，并确定第二轮咨询内容。

④ 将第二轮问卷（第一轮调查结果）反馈专家，再次咨询，并最终确定指标内涵。最后，将指标体系进行统计学处理，在指标间进行探索性因素分析，并对专家的积极性、协调系数和权威程度做出科学判断。

具体流程如图 4-1 所示。

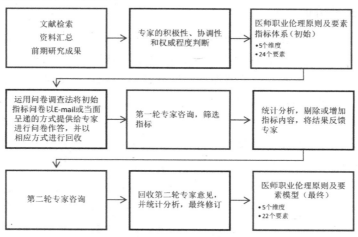

图 4-1 构建医师职业伦理原则及要素模型的专家咨询基本流程

➡ 4.3 结果与分析

4.3.1 医师职业伦理原则的界定

从访谈的结果分析中，基于访谈对象对医师职业伦理价值研究成果的讨论，提炼出 5 项医师职业伦理原则，即生命价值原则、善良（正当）原则、公平公正原则、合理性原则、诚信原则，如图 4-2 所示。研究 5 项原则的特征可以发现，它们之间存在着相互关联的特征关系，但访谈中，询问原则间是否存在优先原则，专家意见趋于一致地认为不存在优先原则，因此 5 项原则的叙述顺序并不意味着优先或次之。

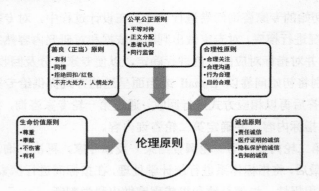

图 4-2 医师职业伦理原则及要素

（1）生命价值原则

生命价值是医学伦理价值的基本论点，没有生命就没有一切，没有对生命的热爱与尊重就无从谈论医学的道义。与访谈对象在关于生命价值伦理原则的讨论中，我们关注到生命价值在现实医疗活动中的实践意义，并试图让访谈对象基于自身职业的特点，在现实社会环境中提出自己所认知的医师应当遵守的医疗生命价值原则。在访谈中，几乎被所有的被访者都谈到了尊重生命价值，但基于不同的职业背景和学术背景，大家关注的视角有所不同。经过分类汇总，本研究对"尊重"做出如下解释：对患者的尊重，不仅是语言、态度上的尊重，而且是行为上的尊重，包括尊重患者的文化、职业、年龄、性别、性取向、宗教信仰、是否残疾等。这也反映了尊重行为在医师的诊疗活动中的重要性。在访谈中，有 4 名公立医院的医师谈到，在医疗实践中曾经遇到因患者不满医师或护士在执业中的态度而引发的纠纷。有 1 名医师谈到,曾遇到因患者对诊断信息理解有误而行为失控的报警经历;医疗管理方面的公立医院行政管理人员大都在访谈中谈到,尊重表现在对生命的不放弃和不因任何情形拒绝急救处置等。另外,访谈材料中人道主义的医学奉献精神是被高度认可的医师职业道德层面的体现。访谈中,我们可以看到大部分访谈对象对医师职业具有奉献的职业品质是高度认同的。特别是谈到医师职业选择的生命价值视角,很多访谈对象谈到了医师应该具备"奉献和自我牺牲的精神";生命价值原则还体现在医学伦理学中提到的医学专业人员都能够认识到传统的不伤害基本伦理界限。访谈中,也有 2 位医师及 3 位医疗管理人员提到《希波克拉底誓言》中关于不伤害的义务:"我将用我的能力和判断力,用医术帮助患者,我也不会利用我的医术伤害患者"。在生命价值原则中,不伤害的道德原则得到了广泛认同和支持,也有访谈对象提出,不伤害患者的范畴是用来指导生命质量不断发展的标准。例如,诊断治疗方案对患者的影响;特殊药物(包括抗生素、激素、麻醉药品、精神类药物等)的使用对患者的影响。同时结合当前的大卫生、大健康的社会环境需要,作为职业医师,不伤害的道德规则是否也应该体现在"院外",能够给患者提供可持续的健康指导和教育。下面是我们在访谈中了解到的一些关于生命价值原则的真实描述。

- "患者需要被尊重,这一点是必须的。事实上有些不尊重的表现或投诉并非是医师的主观故意行为,但患者会因为医师的某一句不经心的话语、某一个眼神或某一个动作而引发不满意的情绪,认为医师不尊重他或看不起他。""这种情况下,我也很无奈,尊重到底是什么?如何尊重?在我看来,尽心尽力为患者看好病就是最大的尊重生命。"

- "尊重生命、敬畏生命是基本的伦理原则,临床实践中我们科室的危重及生命垂危患者比较多,这些年最大的感受,与患者的沟通和交流,表达理解和同理心及有效的关注是很重要的。患者或家属有了被尊重的感觉,才能体会出医师职业道德,这也是一位患者和我说过的话。"

- "专业的、有经验的医师会将职业道德内化在执业行为中,我们也会收到一些患者的表扬信或感谢信。从中可以看到相关的医师或医师团队不仅仅业务水平是一流的,医师的情感和人性在医患沟通中的流露,表现为患者所表达的除健康的改善之外那种对被接纳、被尊重和被理解。在医疗管理实践中,这种道德水平的反应性增值,提升了医疗行为的有效性。"

- "我们的医师可以说绝大部分都是具有人道主义奉献精神的。简单来说，医师每天的工作就是不顾潜在的健康危险来满足广大患者的需要的。这种职业的选择实际上就是一种奉献。"
- "对患者某些疏忽或没有给予适当的照护，也是有悖于不伤害原则的，所以不伤害是医师的义务，同时也应该包括不增加伤害风险的义务"。

从典型描述中，提取基于对以人为本的生命价值观（A1）的讨论，提取有共性的关键要素 4 个："尊重""奉献""不伤害""可持续"。

① 尊重：不仅是语言、态度上的尊重，而且是行为上的尊重，包括尊重患者的文化、职业、年龄、性别、性取向、宗教信仰、是否残疾等。

② 奉献：奉献、自我牺牲的精神。

③ 不伤害：指导生命质量不断发展的标准。

④ 可持续：提供可持续的生命质量评价以及健康教育。

（2）善良（正当）原则

"善良"在医师职业道德的行动中，主要体现为仁慈、善意和正当的行动，从道德层面旨在增进他人利益的行为，同时也愿意为增进他人利益而行动的品格和美德。医学伦理学中关于"善良"原则的描述，也是医师职业道德的根本体现。医师为患者提供保健服务，善意的行为举止可以成为患者患病期间信赖的支柱。患者在患病期间表现出来的行为异常和心理脆弱，医师都应报以宽容和爱护。除了引导患者摆脱消极情绪，医师还赋有激发和鼓励患者与疾病抗争的积极效能。这与收取费用的医疗技术相比，医师出于对患者脆弱身心的保护和关心恰好是义务的，是增进医患信任、促进医患关系和谐发展的关键，也是作为医师职业应具备的品格。在本次访谈中也有鲜明的价值反映。访谈的过程中，很多访谈对象提到善良的表现，首先，反映的是在对患者利益的优先满足，个人利益其次；其次，最多的描述体现为对患者的同情，这也是很多访谈在事实陈述中所表达的职业伦理情感；最后，就是通过这一原则反映出对待"回扣""红包""人情处方"等的道德判断和职业态度，并对"回扣""红包""人情处方"等现象产生的原因提出见解。综合访谈对象代表性的言论具体如下。

- "临床工作 10 余年，接触众多患者，从刚毕业到科室时，特别容易被感动，也特别容易感情用事，出于对患者的同情和共情，责任心和耐心得到了磨炼。我想这是我对事业不断追求的一个重要动力。"

- "我们医院某外科科室，曾经收治了一名农村患者，这位患者是家里的男主人。住院期间，科主任查房时偶然遇见患者家属在科室走廊痛哭，这位主任主动询问，并了解到该患者确实家境贫寒，因为筹钱给丈夫治病，四处借钱，两个女儿吃饭上学都成问题。科主任立即与护士长商议，组织全科室为这个家庭捐款捐物，并介绍其大女儿到医院做护工，患者治愈出院后，全科室长期资助当时正在上小学的二女儿，直到大学毕业（目前二女儿已经研究生毕业）。这个事件当年也作为我们医院的医患关系的典型被广泛学习和宣传。医者仁心，对患者的关爱与怜悯，深切的同情与同理心，赋予了医师职业的真善美。"

- "回扣、红包以及人情处方等现象确实在公立医院中存在，但在行政管理中我们是有严格的管理制度的。对于规范医师的执业行为方面，这些现象也是明令禁止的；另一方面，屡禁不止的根源除了医师职业道德层面的原因也存在其他方面的原因，如医师的待遇、医院的制度、政策的影响等。"

从典型描述中，我们提取的关于善良（正当）原则的关键要素有 4 个："有利""同情""拒绝回扣/红包""不开大处方、人情处方"。

① 有利：优先满足患者的需要，个人利益其次。

我们也对有利要素与不伤害要素做出了区分：不伤害是要必须遵守的，给他人造成伤害的行为是不道德的，甚至是受法律、规章所约束的；有利则是相反的，对某人不做有利的行为通常并非不道德，未能遵守也可能不会受到相关法律和规章的制裁和严重惩罚。这也说明这一原则的要素特质有必要阐明并细化有利的义务范围，还需要明确有利是选择性的行为而不是义务性的。

② 同情：对患者及其处境表示同情和理解，能够共情，具有同理心。

③ 拒绝回扣/红包：药品、检查、设备等。

④ 不开大处方、人情处方。

（3）公平公正原则

从医师职业道德的角度来讨论公平公正原则，旨在从医疗服务利用的角度强调医师对服务对象的平等和不因任何情况或因素而产生不公正的行为。在访谈中，对于公平机会的规则大家有基本的共识，都认为不同社会阶层或社会背景的人群，在面临同样的或同类别疾病时都应该有平等的机会利用医疗服务；同时，在提供医疗服务的过程中，不应该因为患者经济、文化、社会背景的不同而提供差异化的医疗服务。显然这样的公平公正原则从职业伦理来说也是需要被细化和权衡的。在访谈中，关于公正公平地获得医疗服务，绝大多数的访谈对象都涉及了社会重要性的因素。在每个国家，公正的医疗体系都是长远的目标，每个社会都需要通过机制合理地分配医疗资源，促进更多的公平、公正问题的解决。这也是本原则构建需要研究的重要社会动因。综合访谈对象有代表性的描述如下。

- "患者在医疗程序或医疗效益的不满意状况中，如机会和排队等机制，我们从医院管理的角度是基于平等和公平的机会来证明利益和负担的分配的。例如，专家门诊的预约排队、特殊检查的预约甚至器官分配，有些投诉不公平的案例反映了患者能够对'先到先得'的规则表示理解和接受，但不能完全理解'先到先得'是否意味着那些早接受治疗的患者比后来或等待治疗的患者有更迫切的需要。"
- "医疗适当性和患者的病重程度等因素对床位的分配有决定性的影响，但有时候行政力量、医疗收入、人情等因素会超过医疗适当性。"
- "不同的患者在医师诊疗上有不同的需求，特别是在经济条件、医疗保险、职业单位等因素差异的情况下，公平、公正的伦理原则应该本着医疗行为标准根据不同的患者的实际需求来实现。"
- "目前有很多研究关注同行之间评价来维护公众与医疗行业间的信任，如多元反馈的医德评价，但在技术上需要做出很多处理，特别在公立医院内，同事之间的关系区别于其他职业。医师与护士、医师与医师、临床医师与辅诊医师等关系和谐是重要的，在工作融合和交叉的实践中共同承担责任、发现问题、排除问题是促进医疗公正的重要途径。"

从访谈中我们提取的关于公平公正原则的关键要素有 4 个："平等对待""正义分配""患者认同""同行监督"。

① 平等对待：平等对待任何患者。
② 正义分配：合理用药/检查、适当处理病情。
③ 患者认同：被患者认同、认可、接受。
④ 同行监督：愿意接受上级、医护同行、患者、自我的评价监督。

（4）合理性原则

关于合理性原则，在访谈中我们提到了它的意义在于，明确医师职业的目的和本质价值以及医师的职业行为和效果。访谈对象对于其意义都有较一致的解释：能够给患者带来健康，给医院带来声誉，给社会带来卫生行业的精神，给医师个人带来必要的生活和职业的发展空间。大家对合理性原则，体现出了理解的共识，也意识到避免不合理情况出现应当作为原则来具体地思考。也有访谈对象坦言，需要"照顾"的利益更多是因感性和人情而干扰了合理性和公正性。

我们讨论的合理性原则体现了多方利益，那么如何才能合理，才能让多方利益得到彼此之间的认同、认可、接受，实现自己的利益最大化，就是本原则确立的现实背景。在访谈中，"合理"被分别讨论为"合乎理性"和"符合目的"两层含义。综合访谈对象的代表性言论具体如下。

- "在临床上有遇到这样的患者，同一病房同类疾病，患者或家属间经常细致地交流：'你今天用的什么药，我为什么不是这个药。'各种方式查询后，找到医师，提出质问：'为什么不给我用某一种药，为什么我不做某一项的检查？'在这种情况下，我们发现医师往往分为两种情况，专业性驳回或满足性妥协，'驳回'往往不是出于对患者的情绪，而是客观的分析患者的个体差异或临床标准而给予驳回；'妥协'更多的是出于情绪，出于不想和患者产生冲突或矛盾，最大限度满足患者的需求，尽管有时可能存在'不合理'，但能够减少纠纷。合理性原则需要医疗标准和医师职业道德的双重保障，医师在执业活动过程中需要做什么和应当做什么的矛盾需要化解。"

- "提高诊疗水平，改善促进健康的目标，这一点作为医师或医院都相当的重视。但难点在于多方利益的实现能否真正做到符合目的，特别是目前在公立医院的改革中，激励机制的改革、绩效评价的改革、政策的导向和制度的压力对于医师而言，个人利益的得失与患者利益的取舍实质上确实取决于医师职业精神。"

- "讨论到多方利益的合理性原则，医德评价最终受益的对象是谁？这一点值得思考。"

从访谈中我们提取的关于合理性原则的关键要素有4个："合理关注""合理沟通""行为合理""目的合理"。

① 合理关注：包括关注患者的文化、年龄、性别及残疾状况等。
② 合理沟通：积极、有效、主动的沟通，包括与同行。
③ 行为合理：缓解患者的痛苦、减轻患者经济负担。
④ 目的合理：强调医师职业价值观。

（5）诚信原则

诚信，代表不隐瞒、不做假、不欺骗。特别是医患之间需要信任和诚实。

医疗中的诚信是指全面、准确和客观地传达信息。在访谈中，我们汇总了 3 个方面的观点：一是认为诚信应作为医师职业义务履行，前提是诚信、尊重；二是认为谨慎告知、有限告知、全部告知的正当性方面，善意的隐瞒和谎言要有具体政策导向；三是涉及患者的隐私方面的诚信。综合访谈对象代表性言论具体如下。

- "诚实是医师的义务，是尊重患者的一种表现，如告知和同意规则，目前在行使这项规则的过程中，医患双方都有不同程度的曲解。一方面医师认为这是必需的程序和保护自己的手段，另一方面患者认为这是医师推卸责任的方式。没有一方真正地意识到这是诚信规范和诚实美德的体现。"

- "关于知情告知、同意等程序，在临床上我们也会因此遇到困难。曾经有一位 30 岁双侧肾衰竭男性患者，在诊断过程中医师曾表示可能是慢性肾炎导致的衰竭，提议进行肾脏穿刺活检，患者因此同意进行肾脏穿刺活检。术后患者询问，医师称病理结果没有炎性反应，但诊断结论为尿毒症。患者因此不能接受，质疑肾脏穿刺活检的检查方案并提出投诉。我们在与这位医师沟通的过程中发现，医师并没有故意欺骗或隐瞒病情的行为，但其告知方式和解释的信息存在不确定和模糊性，增添了患者的焦虑。"

- "曾经有一名患者在住院期间，三番五次地找到我（医师），开始是询问自己的住院信息是否能被别人看到，经解释后直接表达不想其他人知道自己的病情或病历记录，并要求我承诺、发誓保守秘密。我告知患者不要因此而烦恼，我们不会随意外传患者的个人信息，但不排除病例讨论、专业会诊等必需的诊疗行为会用到这些信息，患者仍然不放心，反复询问如何保证个人隐私受到保护。这样的患者虽是少数，但当患者质疑我们的时候，如何打消患者对隐私和秘密的合理期望上的疑虑呢？"

从访谈中我们提取的关于诚信原则的关键要素有 4 个："隐私保护诚信""告知诚信""医疗证明诚信""责任诚信"。

① 隐私保护诚信：保护患者的隐私。

② 告知诚信：维护患者知情同意权，如实告知用药、手术风险以及有可能的不良反应。

③ 医疗证明诚信：如实填写医疗档案/开具医疗证明。

④ 责任诚信：主动承担责任，不规避责任。

4.3.2 医师职业伦理原则及要素模型

医师职业伦理原则及要素模型是基于专家深度访谈和专家咨询的结果，从 5 个维度出发，也就是从 5 项伦理原则的不同伦理视角进行要素描述性分析，从中提取出 19（F1～F19）个要素，并由 22 个（Y11～Y54）要素描述来进行解释，从而构建医师职业伦理原则及要素模型，如图 4-3 所示。

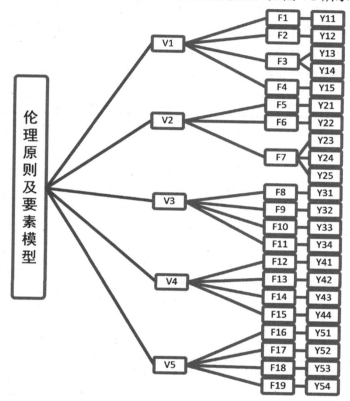

图 4-3 医师职业伦理原则及要素模型

（1）模型构建的基本程序

模型基本结构框架确定之后，将各维度及各要素的基本情况以问卷的形式进行专家咨询。运用 Delphi 法进行两轮专家咨询，讨论并确定最终的医师职业伦理原则及要素。问卷的发放和回收可通过 E-mail 或当面呈递的方式。

专家的选择是 Delphi 法的关键环节，所选择的问卷发放对象应是了解此研究问题的专家。专家人数应根据研究项目的规模和精度而定，人数太少，限制学科的代表性；人数太多，难以组织，数据处理复杂且工作量大。一般情况下，预测的精度与专家人数呈函数关系，即随着专家人数的增加，精度也随之提高。专家人数的多少，可根据研究项目的大小和涉及面的宽窄而定，一般在8～20人为宜[①]。本研究专家选择的条件：首先，选择具有医学伦理学、职业伦理学或医院管理学知识背景或教学实践经验的专家；其次，选择具有医院管理工作经验的专家或管理人员；最后，遴选的咨询专家必须能够深刻领会并认同本研究的意义，认真回答咨询问卷。为了构建合理性高、权威性高的要素模型，研究选取了20位从事医学伦理、医院管理方面的专家进行指标判断。专家的基本情况如表4-2所示。

表4-2　选择咨询专家的基本情况（n=20）

结　　构	类　　别	人数（人）	人数占比（%）
性别	男	16	75.0
	女	4	25.0
年龄	30～40	—	—
	40～50	11	55.0
	50～60	9	45.0
职称	初级	—	—
	中级	—	—
	高级	20	100.0
从事专业工作时间	3年以下	—	—
	3～5年	—	—
	5～10年	8	40.0
	10年以上	12	60.0

因此，本研究所选择的专家均为各医科院校或公立医院从事医学伦理学或医院管理学的专家，职称均在副教授以上，并且对医师职业道德有一定的研究和了解。专家咨询共发出问卷20份，回收20份，回收率为100%。专家判断咨询主题的依据情况及对咨询主题的熟悉程度（如表4-3和图4-4所示），均显示了较好的专家积极系数及权威程度。

---

① 徐国祥主编：《统计预测和决策》，上海财经大学出版社2005年版，第92页。

表4-3　专家判断咨询主题的依据

判　断　依　据	专家自我评价（依据程度）			M±S
	大（3）	中（2）	小（1）	（均值±标准差）
工作经验	15	5	—	2.90±0.543
理论分析	8	12		2.51±0.450
参考国内外资料或同行了解	9	8	3	2.22±0.846
直观感觉	—	7	13	1.8±0.439

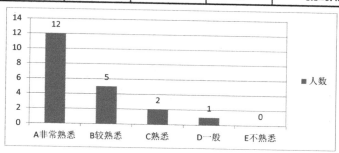

图4-4　专家对咨询主题的熟悉程度

（2）要素指标的专家判断

　　Delphi 专家咨询的目标旨在从专家角度了解模型各级要素指标的重要程度、命名合理性及规范程度。要求接受咨询的专家选出不同指标的重要程度，目的是筛选出对医师职业具有重要影响的伦理原则及要素，按重要程度做等级划分。建议专家从"很不重要""较不重要""不重要""较重要""重要""很重要" 6 个层级进行打分，依次赋予 6 个层级 1、2、3、4、5、6 的分值，以方便赋予权重，并提示专家均值低于 3 的要素将给予剔除。同时，建议专家如有其他意见，或感觉要素表述不理想，可对其直接做出修改。

　　从回收统计的数据来看，20 位专家均对一级指标未做修改，但建议对二级指标的部分项目进行合并，或对部分文字进行修改。综合专家的意见，并对结果进行分析，可以发现在维度和要素中，通过对每轮结果均值的计算可以得到，维度中均值得分从高至低依次为 V1，V4，V2，V5，V3，均值最小的为 V3 =5.16，均值最高的为 V1=5.72。可以看出专家认为在医师职业伦理原则中，生命价值原则最为重要，其次是合理性原则，然后是善良正当原则、诚信原则及公平公正原则；要素中 Y32、Y34 分值较小分别低于 3.0，说明这两项要素的解释表达与伦理原则的对应性不强，专家建议与其他要素合并或做出内涵修改。在专家提供的修改意见当中，针对个别条目做出文字的调整，提出应当结合要素的内涵确定具体伦理规范的内容，修正表达的格式和文字的描述准确性。

（3）要素模型内涵

最终确立的 5 项基本伦理原则，19 个要素及 22 个要素描述性指标为结构框架的医师职业伦理原则及要素模型，如图 4-5 所示。医师职业伦理原则及要素描述专家咨询指标体系，如表 4-4 所示。

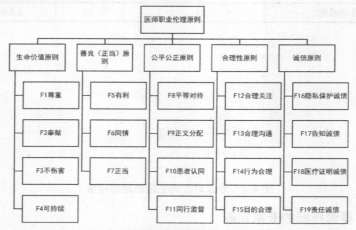

图 4-5 医师职业伦理原则及要素模型

表 4-4 医师职业伦理原则及要素描述专家咨询指标体系

维度 （V）	重要程度 M（均值）	要素 （F）	要素描述	修正要素	重要程度 M（均值）
生命价值原则 （V1）	5.72	尊重 （F1）	对患者表示尊重（包括尊重患者的文化、职业、年龄、性别、性取向、宗教信仰、是否残疾等）（Y11）		5.78
		奉献 （F2）	奉献、自我牺牲（Y12）		5.25
		不伤害 （F3）	任何情形不得拒绝急救处置（Y13）		4.93
			采取有利于生命安全的正确行动/避免错误（Y14）		5.56
		可持续 （F4）	可持续的生命健康促进及教育（Y15）	提供可持续的健康教育（Y15）	5.67

续表

维度 （V）	重要程度 M（均值）	要素 （F）	要素描述	修正要素	重要程度 M（均值）
善良（正当）原则（V2）	5.45	有利（F5）	优先满足患者的需要，个人利益其次（Y21）		5.40
		同情（F6）	对患者及其处境表示同情（具有同理心，共情）（Y22）		5.45
		正当（F7）	拒绝（药品、设备）回扣（Y23）		4.55
			拒绝红包（Y24）		5.12
			不开大处方、人情处方（Y25）		5.00
公平公正原则（V3）	5.16	平等对待（F8）	平等对待任何患者（Y31）		5.05
			平等沟通（Y32）	Y32 与合理性原则中的要素有所冲突	2.12
		正义分配（F9）	正义分配卫生资源（合理用药、适当处理病情）（Y33）		5.00
			合理用药、制订诊疗方案（Y34）	Y34 与合理性原则中的要素有所冲突	2.34
		患者认同（F10）	被患者认同、认可、接受（Y35）		5.00
		同行监督（F11）	愿意接受评价监督（上级、同行、患者、自我）(Y36)		4.35
合理性原则（V4）	5.59	合理关注（F12）	合理关注患者的个人身体、心理、社会适应能力（Y41）	合理关注（包括关注患者的文化、年龄、性别及残疾状况等）（Y41）	4.67
		合理沟通（F13）	合理与患者及家属、同行（医技、医护）沟通（Y42）	合理沟通（积极、有效、主动的医患沟通）（Y42）	4.80

维度 （V）	重要程度 M（均值）	要素 （F）	要素描述	修正要素	重要程度 M（均值）
合理性 原则 （V4）	5.59	行为合理 （F14）	医疗行为合理（缓解患者的痛苦、减轻患者经济负担）（Y43）		5.85
		目的合理 （F15）	医疗目的合理（强调医师职业价值观）（Y44）		5.35
诚信 原则 （V5）	5.30	隐私保护 诚信 （F16）	保护患者的隐私（Y51）		5.05
		告知诚信 （F17）	维护患者知情同意权，如实告知用药、手术风险及有可能的不良反应（Y52）		5.00
		医疗证明 诚信 （F18）	如实填写医疗档案、开具医疗证明（Y53）		4.45
		责任诚信 （F19）	进一步在管理制度中规范承担诚信责任的功能（Y54）	主动承担责任（不规避责任）（Y54）	5.45

➡ 4.4　本章小结

本章结合前期医师职业伦理价值研究范畴的研究结论，通过专家深度访谈以及德尔菲（Delphi）专家咨询确定医师职业伦理的原则及要素权重，科学界定医师职业的 5 项伦理原则，分别为生命价值原则、善良（正当）原则、公平公正原则、合理性原则、诚信原则。同时对每项伦理原则进行要素提取，并对各要素做出相应内涵解释。如表 4-5 所示。

表 4-5　5 项伦理原则的要素提取与要素解释

维度（V）	要素（F）	要素解释（Y）
生命价值原则（V1）	尊重（F1）	对患者表示尊重（包括尊重患者的文化、职业、年龄、性别、性取向、宗教信仰、是否残疾等）（Y11）
	奉献（F2）	奉献、自我牺牲（Y12）

续表

维度（V）	要素（F）	要素解释（Y）
生命价值原则（V1）	不伤害（F3）	任何情形不得拒绝急救处置（Y13）
		采取有利于生命安全的正确行动/避免错误（Y14）
	可持续（F4）	提供可持续的健康教育（Y15）
善良（正当）原则（V2）	有利（F5）	优先满足患者的需要，个人利益其次（Y21）
	同情（F6）	对患者及其处境表示同情（具有同理心，共情）（Y22）
善良（正当）原则（V2）	正当（F7）	拒绝（药品、设备）回扣（Y23）
		不开大处方、人情处方（Y24）
		拒绝红包（Y25）
公平公正原则（V3）	平等对待（F8）	平等对待任何患者（Y31）
	正义分配（F9）	正义分配卫生资源（合理用药、适当处理病情）（Y32）
	患者认同（F10）	被患者认同、认可、接受（Y33）
	同行监督（F11）	愿意接受评价监督（上级、同行、患者、自我）（Y34）
合理性原则（V4）	合理关注（F12）	合理关注（包括关注患者的文化、年龄、性别及残疾状况等）（Y41）
	合理沟通（F13）	合理沟通（积极、有效、主动的医患沟通）（Y42）
	行为合理（F14）	医疗行为合理（缓解患者的痛苦、减轻患者经济负担）（Y43）
	目的合理（F15）	医疗目的合理（强调医师职业价值观）（Y44）
诚信原则（V5）	隐私保护诚信（F16）	保护患者的隐私（Y51）
	告知诚信（F17）	维护患者知情同意权，如实告知用药、手术风险及有可能的不良反应（Y52）
	医疗证明诚信（F18）	如实填写医疗档案、开具医疗证明（Y53）
	责任诚信（F19）	主动承担责任（不规避责任）（Y54）

第五章

基于公立医院住院医师职业伦理现状的实证分析

公立医院住院医师的职业道德直接关系到住院患者的利益和医疗卫生事业的发展，并长期受到社会舆论的关注。随着《医师宣言》的提出，新时代医师应坚守的基本原则和需要担负的职业责任已经引发了国内外医师职业各群体的广泛讨论。自从我国医师协会 2005 年正式加入推行《医师宣言》的国际行列以来，我国关于医师职业道德的研究逐步深入，但从目前的研究现状来看，仍然存在重理论、轻实证，重医学教育、轻临床实践的问题。本章基于第四章构建的医师职业伦理原则，运用实证调查的方法，从公立医院的患者及内部员工的不同视角，调查研究了公立医院住院医师职业伦理现状及其存在的问题。

➡ 5.1 公立医院（患者视角）住院医师职业道德满意度及伦理需求调查

5.1.1 调查目的

本次调查基于社会期望理论，从患者视角了解公立医院住院医师职业道德在生命价值原则（V1）、善良（正当）原则（V2）、公平公正原则（V3）、合理性原则（V4）、诚信原则（V5）5 个维度 22 个要素中的患者需求情况。

5.1.2 调查对象的选择

本研究选择山东省东中西部 17 个地市 34 所公立医院进行调查研究，其中26所三级甲等综合性医院。调查对象均为公立医院住院患者或家属，不包括门诊患者及职业为医师的人群。共发放调查问卷1600份，收回有效问卷1522份，有效回收率为95.1%。

5.1.3 研究工具

（1）问卷基本情况

本次调查采用课题组自行设计编制的《公立医院住院医师职业道德满意度及伦理需求情况的患者调查问卷》进行调查（见附录C），问卷根据文献调研、前期研究的相关资料及多轮次专家咨询的结果，在反映公立医院住院医师职业伦理原则的生命价值原则（V1）、善良（正当）原则（V2）、公平公正原则（V3）、合理性原则（V4）、诚信原则（V5）的5个维度22个要素（Y11~Y54）中进行满意度及需求程度的实证调查，反映住院患者对于住院医师职业道德要素满意程度及期望程度，见表5-1。

表5-1 《公立医院住院医师职业道德满意度及伦理需求情况的患者调查问卷》维度及要素分布

维度（V）	要素（Y）
生命价值原则（V1）	对患者表示尊重（包括尊重患者的文化、职业、年龄、性别、性取向、宗教信仰、是否残疾等）（Y11）
	奉献、自我牺牲（Y12）
	任何情形不得拒绝急救处置（Y13）
	提供可持续的健康教育（Y14）
	采取有利于生命安全的正确行动/避免错误（Y15）
善良（正当）原则（V2）	优先满足患者的需要，个人利益其次（Y21）
	对患者及其处境表示同情（具有同理心，共情）（Y22）
	拒绝（药品、设备）回扣（Y23）
	不开大处方、人情处方（Y24）
	拒绝红包（Y25）
公平公正原则（V3）	平等对待任何患者（Y31）
	正义分配卫生资源（合理用药、适当处理病情）（Y32）
	被患者认同、认可、接受（Y33）
	愿意接受评价监督（上级、同行、患者、自我）（Y34）

维度（V）	要素（Y）
合理性原则（V4）	合理关注（包括关注患者的文化、年龄、性别及残疾状况等）（Y41）
	合理沟通（积极、有效、主动的医患沟通）（Y42）
	医疗行为合理（缓解患者的痛苦、减轻患者经济负担）（Y43）
	医疗目的合理（强调医师职业价值观）（Y44）
诚信原则（V5）	保护患者的隐私（Y51）
	维护患者知情同意权，如实告知用药、手术风险及有可能的不良反应（Y52）
	如实填写医疗档案、开具医疗证明（Y53）
	主动承担责任（不规避责任）（Y54）

（2）问卷信度及效度检验

问卷的信度检验采用克隆巴赫系数和分半信度系数来考察问卷的内部一致性信度。结果显示，满意度问卷部分的克隆巴赫系数为 0.9419，分半信度系数为 0.8078，各调查要素之间的克隆巴赫系数为 0.7125~0.9359，分半信度系数为 0.6890~0.9011，这表明满意度问卷的总体信度及各研究主题的构面信度较好，见表 5-2；需求情况问卷部分的克隆巴赫系数为 0.9328，分半信度系数为 0.9259，各调查要素之间的克隆巴赫系数为 0.7865~0.9242，分半信度系数为 0.7490~0.9138，这表明需求问卷的总体信度及各研究主题的构面信度较好，见表 5-3。

表 5-2　《公立医院住院医师职业道德满意度患者调查问卷》信度分析

	V1	V2	V3	V4	V5	问卷总体情况
克隆巴赫系数	0.7125	0.8255	0.8189	0.9188	0.9359	0.9419
分半信度系数	0.6890	0.7247	0.8924	0.9011	0.8767	0.8078

表 5-3　《公立医院住院医师职业伦理需求情况的患者调查问卷》信度分析

	V1	V2	V3	V4	V5	问卷总体情况
克隆巴赫系数	0.7865	0.8452	0.8326	0.9242	0.9146	0.9328
分半信度系数	0.7490	0.7817	0.9011	0.9138	0.8983	0.9259

问卷所涉及的相关概念及其内涵均是经过国内外相关研究成果的分析和比较而设计的，并结合我国高等教育评价的特点及现实状况最终确立的；问卷经文献研究、专家咨询及访谈，课题组多次讨论修订而成。因此，问卷具有较好的效度。

5.1.4 调查程序

① 在对样本进行抽取时，是在患者出院的前一天，调查全部已经完成住院诊治的患者或家属，直到到达了符合调查要求的病例数量为止。

② 培训调查员，向调查员认真说明注意事项。

③ 填写问卷前，首先，向患者说明调查的目的和填写的注意事项；其次，填写问卷时调查员要随时解答患者填写中的疑问；再次，回收问卷时要检查填写情况；最后，要向患者表示感谢。

④ 对于小部分已出院的患者或家属采用信访法将设计好的问卷寄给调查者，由被调查者自己独立填答问卷后寄回。

5.1.5 统计方法

利用 SPSS17.0 软件对调查数据进行统计、处理及分析，应用卡方检验和 logistic 回归分析等方法，分析住院患者对住院医师职业道德相关要素的需求、评价及影响，α =0.05。其中，分别对于医德要素 5 个维度（V1～V5）按照满意程度/需求程度从低到高，赋予"非常满意"/"非常重要""较满意"/"较重要""一般""较不满意"/"较不重要""不满意"/"不重要"1～5 的不同分值，不同维度的要素（Y1～Y22）以同样标准进行赋值。

5.1.6 结果与分析

（1）调查对象的基本情况

调查对象从性别来看，男性 647 人，女性 875 人，分别占总数的 42.5%和 57.5%，女性比例高于男性；从年龄来看，被调查者 15 岁以下 34 人（2.2%），16～25 岁 193 人（12.7%），26～35 岁 554 人（36.4%），36～45 岁 323 人（21.2%），46～55 岁 256 人（16.8%），56～65 岁 78 人（5.2%），66 岁以上 84 人（5.5%）；从文化程度分布来看，被调查者小学及以下文化程度 230 人（15.1%），初中文化程度 310 人（20.4%），高中（中专）文化程度 423 人（27.8%），大学文化程度 484 人（31.8%），研究生及以上文化程度的 75 人（4.9%）；从职业分布来看，企业职工 432 人（28.4%），农民 236 人（15.5%），个体经营者 184 人（12.1%），离退休人员 242 人（15.9%），政府机关和事业单位职工 146 人（9.6%），学生 153 人（10.1%），外来务工人员 64 人（4.2%）及其他人员 65 人（4.3%）。调查对象的基本情况，如表 5-4 所示。

公立医院医师职业伦理现状及社会动因研究

表 5-4　调查对象的基本情况

调查内容	调查选项	频　数	构成比（%）
性别	男	647	42.5
	女	875	57.5
年龄	15 岁以下	34	2.2
	16～25 岁	193	12.7
	26～35 岁	554	36.4
	36～45 岁	323	21.2
	46～55 岁	256	16.8
	56～65 岁	78	5.2
	66 岁以上	84	5.5
文化程度	小学及以下	230	15.1
	初中	310	20.4
	高中（中专）	423	27.8
	大学	484	31.8
	研究生及以上	75	4.9
职业	企业职工	432	28.4
	农民	236	15.5
	个体经营者	184	12.1
	离退休人员	242	15.9
	政府机关和事业单位职工	146	9.6
	学生	153	10.1
	外来务工人员	64	4.2
	其他人员	65	4.2

（2）公立医院住院医师职业道德的患者满意度

① 生命价值原则（V1）维度各要素患者满意度情况。

调查显示，生命价值原则（V1）维度各要素在患者满意度方面评价较高，从"非常满意"的选项分布来看，"采取有利于生命安全的正确行动/避免错误"（Y15）要素的占比最高（50.7%），其次是"任何情形不得拒绝急救处置"（Y13）要素（48.2%）；在调查中，满意度评价"一般"及以下比例较高的依次为"对患者表示尊重（包括尊重患者的文化、职业、年龄、性别、性取向、宗教信仰、是否残疾等）"（Y11）要素（51.1%），"奉献、自我牺牲"（Y12）要素（43.3%）以及"提供可持续的健康教育"（Y14）要素（39.5%）。如图 5-1 所示。

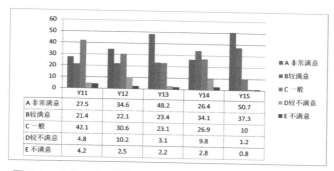

	Y11	Y12	Y13	Y14	Y15
A 非常满意	27.5	34.6	48.2	26.4	50.7
B 较满意	21.4	22.1	23.4	34.1	37.3
C 一般	42.1	30.6	23.1	26.9	10
D 较不满意	4.8	10.2	3.1	9.8	1.2
E 不满意	4.2	2.5	2.2	2.8	0.8

图 5-1　生命价值原则（V1）维度各要素满意度情况（%）

② 善良（正当）原则（V2）维度各要素患者满意度情况。

善良（正当）原则（V2）维度中 5 个方面的要素满意度，在调查中"拒绝（药品、设备）回扣"（Y23）要素和"拒绝红包"（Y25）要素满意度较高，表示"非常满意"的分别为 38.3% 和 41.2%；表示"一般"及以下比例较高的依次为"对患者及其处境表示同情（具有同理心，共情）"（Y22）要素（63.1%），"优先满足患者的需要，个人利益其次"（Y21）要素（62.1%），"不开大处方、人情处方"（Y24）要素（50.5%）。如图 5-2 所示。

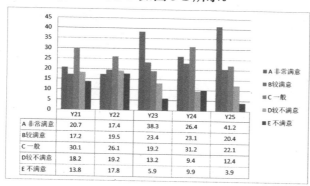

	Y21	Y22	Y23	Y24	Y25
A 非常满意	20.7	17.4	38.3	26.4	41.2
B 较满意	17.2	19.5	23.4	23.1	20.4
C 一般	30.1	26.1	19.2	31.2	22.1
D 较不满意	18.2	19.2	13.2	9.4	12.4
E 不满意	13.8	17.8	5.9	9.9	3.9

图 5-2　善良（正当）原则（V2）维度各要素满意度情况（%）

③ 公平公正原则（V3）维度各要素患者满意度情况。

在公平公正原则（V3）维度的满意度调查中，满意度相对较高的是"愿意接受评价监督（上级、同行、患者、自我）"（Y34）要素，表示"非常满意"及"较满意"的有 79.5%，其次是"被患者认同、认可、接受"（Y33）要素，表示"非常满意"及"较满意"的有 78.6%，表示"一般"及以下比例较高的是"平等对待任何患者"（Y31）要素（47.1%），其次是"正义分配卫生资源（合理用药、适当处理病情）"（Y32）要素（34.9%）。如图 5-3 所示。

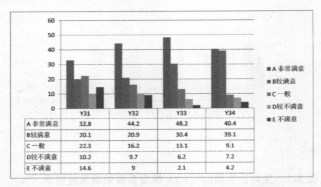

	Y31	Y32	Y33	Y34
A 非常满意	32.8	44.2	48.2	40.4
B 较满意	20.1	20.9	30.4	39.1
C 一般	22.3	16.2	13.1	9.1
D 较不满意	10.2	9.7	6.2	7.2
E 不满意	14.6	9	2.1	4.2

图 5-3　公平公正原则（V3）维度各要素满意度情况（%）

④ 合理性原则（V4）维度各要素患者满意度情况。

调查显示，合理性原则（V4）从"非常满意"的选项分布来看，"医疗行为合理（缓解患者的痛苦、减轻患者经济负担）"（Y43）要素最高（45.2%），其次是"医疗目的合理（强调医师职业价值观）"（Y44）要素（40.4%）；在调查中，满意度评价"一般"及以下比例较高的依次为"合理关注（包括关注患者的文化、年龄、性别及残疾状况等）"（Y41）要素（61.1%），"合理沟通（积极、有效、主动的医患沟通）"（Y42）要素（58.5%）。如图5-4所示。

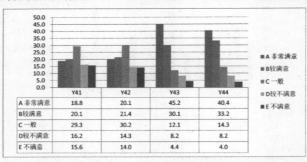

	Y41	Y42	Y43	Y44
A 非常满意	18.8	20.1	45.2	40.4
B 较满意	20.1	21.4	30.1	33.2
C 一般	29.3	30.2	12.1	14.3
D 较不满意	16.2	14.3	8.2	8.2
E 不满意	15.6	14.0	4.4	4.0

图 5-4　合理性原则（V4）维度各要素满意度情况（%）

⑤ 诚信原则（V5）维度各要素患者满意度情况。

在诚信原则（V5）维度方面的患者满意度调查中，从"非常满意"的选项分布来看，"如实填写医疗档案、开具医疗证明"（Y53）要素最高（58.0%），其次是"保护患者的隐私"（Y51）要素（53.1%）和"维护患者知情同意权，如实告知用药、手术风险及有可能的不良反应"（Y52）要素（51.2%）；"主动承担责任（不规避责任）"（Y54）要素（40.1%），36.7%的调查对象表示"一般"及以下，在本维度要素评价中满意度最低。如图5-5所示。

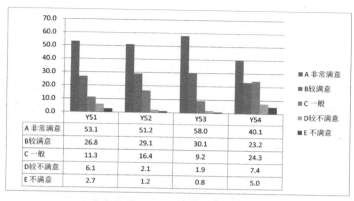

图5-5　诚信原则（V4）维度各要素满意度情况（%）

（3）公立医院住院医师职业道德患者需求程度

① 生命价值原则（V1）维度各要素患者需求程度。

在对生命价值原则（V1）的各要素需求调查数据显示，结果显示出"任何情形下不得拒绝急救处置"（Y13）要素更受重视，得分为4.68，这表明患者认为此要素更能体现医师对生命价值的重视；其次是"采取有利于生命安全的正确行动/避免错误"（Y15）要素，得分为4.67；"为患者提供有效的健康教育"（Y14）要素，得分为4.59；"奉献、自我牺牲"（Y12）要素和"对患者表示尊重（包括尊重患者的文化、职业、性别、性取向、宗教信仰、是否残疾等）"（Y11）要素得分均为4.55，其中"对患者表示尊重（包括尊重患者的文化、职业、性别、性取向、宗教信仰、是否残疾等）"（Y11）要素的标准差为0.62小于"奉献、自我牺牲"（Y12）要素的标准差0.65，离散程度相对较低，说明该要素需求程度相对集中，见表5-5。

表5-5　生命价值原则（V1）维度要素需求情况

代码	要素（Y）	M±S（均值±标准差）
Y11	对患者表示尊重（包括尊重患者的文化、职业、性别、性取向、宗教信仰、是否残疾等）	4.55±0.62
Y12	奉献、自我牺牲	4.55±0.65
Y13	任何情形不得拒绝急救处置	4.68±0.59
Y14	提供可持续的健康教育	4.59±0.65
Y15	采取有利于生命安全的正确行动/避免错误	4.67±0.60

② 善良（正当）原则（V2）维度各要素患者需求程度。

调查表明，在善良（正当）原则（V2）中，患者更看重医师"对患者及其处境表示同情（具有同理心，共情）"（Y22）要素，得分为4.74，其次是"优先满足患者的需要，个人利益其次"（Y21）要素，得分为4.73，"不开大处方、人情处方"（Y24）要素，得分为4.68，也在高分范围之内。"拒绝（药品、设备）回扣"（Y23）要素和"拒绝红包"（Y25）要素得分均为4.55，其中，"拒绝（药品、设备）回扣"（Y23）要素的标准差为0.53，小于"拒绝红包"（Y25）的标准差0.65，离散程度相对较低，说明患者的认知相对统一，见表5-6。

表5-6　善良（正当）原则（V2）维度要素需求情况

代码	要素（Y）	M±S（均值±标准差）
Y21	优先满足患者的需要，个人利益其次	4.73±0.53
Y22	对患者及其处境表示同情（具有同理心，共情）	4.74±0.53
Y23	拒绝（药品、设备）回扣	4.55±0.62
Y24	不开大处方、人情处方	4.68±0.57
Y25	拒绝红包	4.55±0.65

③ 公平公正原则（V3）维度各要素患者需求程度。

在公平公正原则（V3）下的4个要素中，最受关注的是医师"愿意接受评价监督（上级、同行、患者、自我）"（Y34）要素，得分为4.69，"被患者认同、认可、接受"（Y33）要素得分略高于"平等对待任何患者"（Y31）要素，两要素得分分别为4.68和4.67，表明患者更倾向于医师的职业行为符合自己的认知，"正义分配卫生资源"（Y32）要素，得分为4.66。各要素得平均分都处于高分，说明各要素都受患者重视，见表5-7。

表5-7　公平公正原则（V3）维度要素需求情况

代码	要素（Y）	M±S（均值±标准差）
Y31	平等对待任何患者	4.67±0.58
Y32	正义分配卫生资源（合理用药、适当处理病情）	4.66±0.56
Y33	被患者认同、认可、接受	4.68±0.59
Y34	愿意接受评价监督（上级、同行、患者、自我）	4.69±0.59

④ 合理性原则（V4）维度各要素患者需求程度。

合理性原则（V4）的各要素调查的结果表明，患者最为重视"合理沟通（积极、有效、主动的医患沟通）"（Y42）要素，得分为4.74，"合理关注（包括关注者的文化、年龄、性别及残疾状况等）"（Y41）要素，得分为4.72。

"医疗行为合理（缓解患者的痛苦、减轻患者经济负担）"（Y43）要素和"医疗目的合理（强调医师职业价值观）"（Y44）要素得分同为4.70，其中"医疗目的合理（强调医师职业价值观）"（Y44）要素的标准差为0.55，小于"医疗行为合理（缓解患者的痛苦、减轻患者经济负担）"（Y43）要素的标准差0.57，离散程度相对较低，说明患者的认知相对统一，见表5-8。

表5-8　合理性原则（V4）维度要素需求情况

代码	要素（Y）	M±S（均值±标准差）
Y41	合理关注（包括关注患者的文化、年龄、性别及残疾状况等）	4.72±0.55
Y42	合理沟通（积极、有效、主动的医患沟通）	4.74±0.54
Y43	医疗行为合理（缓解患者的痛苦、减轻患者经济负担）	4.70±0.57
Y44	医疗目的合理（强调医师职业价值观）	4.70±0.55

⑤ 诚信原则（V5）维度各要素患者需求程度。

在诚信原则（V5）中，患者对"主动承担责任（不规避责任）"（Y54）要素最为重视，得分为4.84，"维护患者知情同意权，如实告知用药、手术风险及有可能的不良反应"（Y52）要素较"如实填写医疗档案、开具医疗证明"（Y53）要素关注更高，两要素得分分别为4.82和4.81，"保护患者的隐私"（Y51）要素，得分为4.79。本原则下各要素的得分均接近或高于4.8，说明患者对诚信原则（V5）的各要素都非常重视，见表5-9。

表5-9　诚信原则（V5）维度要素需求情况

代码	要素（Y）	M±S（均值±标准差）
Y51	保护患者的隐私	4.79±0.48
Y52	维护患者知情同意权，如实告知用药、手术风险及有可能的不良反应	4.82±0.44
Y53	如实填写医疗档案、开具医疗证明	4.81±0.45
Y54	主动承担责任（不规避责任）	4.84±0.41

（4）公立医院住院医师职业道德患者需求程度单因素分析

对医师职业道德患者需求程度进行单因素分析，统计结果显示，性别、年龄、文化程度、职业、住院医疗服务满意情况5个方面的因素呈现统计学意义（$P < 0.05$），如表5-10所示。进一步将性别、年龄、文化程度、职业及住院医

疗服务满意情况4个方面的因素进行变量赋值（见表5-11），运用非条件logistic回归进行多因素分析。统计结果显示，年龄较大的患者及家属对于住院医师职业道德需求程度相对于年龄较小的患者及家属的需求程度更高；住院医疗服务满意情况相对较低的患者及家属，对住院医师职业道德规范化需求程度更高，如表5-12所示。

表5-10 公立医院住院医师职业道德患者需求程度的单因素分析

调查内容	调查选项	调查人数	对住院医师职业道德的需求		χ^2	P 值
			人数	比例		
性别	男	647	538	83.15	1.897	0.138
	女	875	748	85.49		
年龄	15 岁以下	34	29	85.30	22.873	<0.001
	16～25 岁	193	76	39.38		
	26～35 岁	554	236	42.60		
	36～45 岁	323	193	59.75		
	46～55 岁	256	156	60.94		
	56～65 岁	78	51	65.38		
	66 岁以上	84	69	82.14		
文化程度	小学及以下	230	104	45.22	20.398	0.005
	初中	310	184	59.35		
	高中（中专）	423	253	59.81		
	大学	484	386	79.75		
	研究生及以上	75	67	89.33		
职业	企业职工	432	331	76.62	20.043	0.005
	农民	236	141	59.75		
	个体经营者	184	147	79. 89		
	离退休人员	242	221	91.32		
	政府机关和事业单位职工	146	129	88.36		
	学生	153	112	73.20		
	外来务工人员	64	47	73.43		
	其他人员	65	49	75.38		

续表

调查内容	调查选项	调查人数	对住院医师职业道德的需求		χ²	P 值
			人数	比例		
住院医疗服务满意情况	非常满意	100	61	61.00	34.560	<0.001
	较满意	400	318	79.50		
	一般	709	634	89.42		
	较不满意	245	228	93.06		
	非常不满意	68	67	98.53		

表5-11 非条件logistic回归分析变量及赋值

变　量	赋　值
年龄	15 岁以下=1；16～25 岁=2；26～35 岁=3；36～45 岁=4；46～55 岁=5；56～65 岁=6；66 岁以上=7
文化程度	小学及以下=1；初中=2；高中（中专）=3；大学=4；研究生及以上=5
职业	企业职工=1；农民=2；个体经营者=3；离退休人员=4；政府机关和事业单位职工=5；学生=6；外来务工人员=7；其他人员=8
住院医疗服务满意情况	非常不满意=1；较不满意=2；一般=3；较满意=4；非常满意=5

表 5-12　公立医院住院医师职业道德患者需求的多因素 logistic 回归分析

变量	B 值	SE	Wald	P 值	OR	95%CI	
						上限	下限
文化程度（对照小学及以下）							
初中	0.659	0.222	1.785	0.013	1.767	2.874	1.125
高中（中专）	0.785	0.235	2.205	0.017	1.980	2.980	1.242
大学	1.134	0.243	34.879	<0.001	3.128	4.459	2.989
研究生及以上	1.280	0.251	40.359	<0.001	4.560	4.898.	3.785
住院医疗服务满意情况（对照非常不满意）							
较不满意	-1.056	0.459	7.389	0.012	4.320	4.624	4.198
一般	-1.240	0.405	9.245	0.002	2.484	3.685	2.058
较满意	-1.789	0.365	32.455	<0.001	0.256	0.525	0.145
非常满意	-1.893	0.314	43.566	<0.001	0.168	0.324	0.092

注：B 值指回归系数，SE 指标准误，Wald 指卡方值，P 值指显著性，OR 指定义比数比，95%CI 指 95% 置信区间。

（5）基于患者需求程度调查的公立医院住院医师职业道德要素排序

本次调查从要素需求的排序中可以看到,居于前十位的要素分别 Y54、Y42、Y43、Y21、Y11、Y51、Y22、Y52、Y53、Y44,其中包括诚信原则（V5）4 项要素,合理性原则（V4）3 项要素,善良（正当）原则（V2）2 项要素,生命价值原则（V1）1 项要素和公平公正原则（V3）1 项要素,其均值评分均在 4.70 以上,如表 5-13 所示。

表 5-13　住院医师职业道德要素需求程度的综合排序情况（从高至低）

排序	维度（V）	要素（Y）	M±S（均值±标准差）
1	诚信原则（V5）	主动承担责任（不规避责任）（Y54）	4.84±0.41
2	合理性原则（V4）	合理沟通（积极、有效、主动的医患沟通）（Y42）	4.82±0.44
3	合理性原则（V4）	医疗行为合理（缓解患者的痛苦、减轻患者经济负担）（Y43）	4.81±0.45
4	善良（正当）原则（V2）	优先满足患者的需要,个人利益其次（Y21）	4.79±0.48
5	生命价值原则（V1）	对患者表示尊重（包括尊重患者的文化、职业、年龄、性别、性取向、宗教信仰、是否残疾等）（Y11）	4.75±0.62
6	诚信原则（V5）	保护患者的隐私（Y51）	4.74±0.53
7	善良（正当）原则（V2）	对患者及其处境表示同情（具有同理心,共情）（Y22）	4.73±0.53
8	诚信原则（V5）	维护患者知情同意权,如实告知用药、手术风险及有可能的不良反应（Y52）	4.72±0.55
9	诚信原则（V5）	如实填写医疗档案、开具医疗证明（Y53）	4.70±0.55
10	合理性原则（V4）	医疗目的合理（强调医师职业价值观）（Y44）	4.70±0.57
11	公平公正原则（V3）	愿意接受评价监督（上级、同行、患者、自我）（Y34）	4.69±0.59
12	善良（正当）原则（V2）	不开大处方、人情处方（Y24）	4.68±0.57
13	公平公正原则（V3）	被患者认同、认可、接受（Y33）	4.68±0.59
14	生命价值原则（V1）	任何情形不得拒绝急救处置（Y13）	4.68±0.59
15	公平公正原则（V3）	平等对待任何患者（Y31）	4.67±0.58
16	生命价值原则（V1）	奉献、自我牺牲（Y12）	4.67±0.60
17	公平公正原则（V3）	正义分配卫生资源（合理用药、适当处理病情）（Y32）	4.66±0.56

排序	维度（V）	要素（Y）	M±S（均值±标准差）
20	善良（正当）原则（V2）	拒绝（药品、设备）回扣（Y23）	4.55±0.62
20	善良（正当）原则（V2）	拒绝（药品、设备）回扣（Y23）	4.55±0.62
21	生命价值原则（V1）	提供可持续的健康教育（Y14）	4.53±0.65
22	善良（正当）原则（V2）	拒绝红包（Y25）	4.51±0.52

⇨ 5.2　公立医院（内部员工视角）住院医师职业道德的认知程度调查研究

5.2.1　调查目的

本次公立医院住院医师职业道德的认知程度调查是基于公立医院内部员工视角对评价主体或评价人员在医师职业伦理原则、职业精神素养等问题的认知程度。简而言之，就是医师职业道德的亲身经历者、同行、管理者在医疗实践中的切身感受，从而全方位了解多群体对公立医院住院医师职业道德的认知程度。认知程度调查是评价医师职业伦理原则是否符合现实需要的实证。

5.2.2　调查对象

本调查以公立医院内住院医师、同行（护士）及卫生行政管理人员为主要研究对象。分别选取 7 所公立医院为调查目标，其中三级甲等医院 4 所，其他级别的医院 3 所。本研究共发放问卷 400 份，回收有效问卷 394 份，问卷有效率为 98.5%。选取样本的基本情况统计见表 5-14。

表 5-14　样本基本情况统计（n=394）

类别	医院							性别		工作性质		
	医院A	医院B	医院C	医院D	医院E	医院F	医院G	男	女	住院医师	同行（护士）	管理人员
人数	68	45	45	59	45	65	67	165	229	98	176	120
百分比（%）	17.3	11.4	11.4	15.0	11.4	16.5	17.0	41.9	58.1	24.9	44.7	30.5

5.2.3　研究工具

自行编制设计《公立医院住院医师职业道德评价的认知程度调查问卷》，见附录 D。问卷设计旨在了解调查对象对医师职业道德评价的认知情况。问卷分为两部分，A 部分是样本的基本情况调查；B 部分是对医师职业道德评价的认知情况调查。其中，B 部分是问卷的主体部分，主要从评价内涵认知、评价功能认知、评价维度（指标）认知、评价行为（现状）认知等方面进行调查，具体问题分配情况见表 5-15。

表 5-15　调查问卷问题分配情况

调查内容	对应问题（题号）	比率（%）
评价内涵认知	B1、B2、B3	13.6
评价功能认知	B4～B10	31.9
评价维度（指标）认知	B11、B12、B15～B19	31.9
评价行为（现状）认知	B13、B14、B20	13.6

①　"评价内涵认知"旨在了解调查对象对医师职业精神的内涵、《医师宣言》熟悉程度及理解程度。

②　"评价功能认知"指调查对象对职业道德评价的认知程度，研究主要从评价的必要性、重要性、满意度以及对医师职业发展、医患关系的影响等方面进行追问。

③　"评价维度（指标）认知"，即从医师职业伦理基本原则入手，了解调查对象对生命价值原则（V1）、善良（正当）原则（V2）、公平公正原则（V3）、合理性原则（V4）以及诚信原则（V5）等维度及指标的熟悉程度及了解情况。

④　"评价行为（现状）认知"，指在进行职业道德评价活动的过程中的行为认知。了解调查对象是否受到尊重、利益是否受到维护、是否存在由评价所导致或引发的价值偏差。

5.2.4　研究方法与程序

本研究采用定量研究与定性研究相结合的方法，自行设计编制了《公立医院住院医师职业道德评价的认知程度调查问卷》。问卷设计借鉴国内外关于医师职业精神及伦理道德问题研究的成果，结合当前医患关系的特点，经过专家咨询、个别访谈及课题组多次讨论修订而成。问卷调查采用了随机抽样与分层抽样的方法，确保了样本分析的均匀性及总体的代表性，增强了整体问卷结果的信度。问卷的结果主要采用描述性分析、方差分析等统计方法进行处理,应用 SPSS17.0 软件进行数据统计与分析。

5.2.5 调查结果

（1）医师职业道德评价认知的研究结果

① 医师职业道德评价内涵的认知情况。

从调查对象对医师职业伦理内涵的理解及对《医师宣言》熟悉程度等方面来分析调查对象对医师职业道德评价内涵的认知情况。调查对象对医师职业道德评价内涵的了解情况如图 5-6 所示,调查显示表示对医师职业道德评价的内涵或概念"非常了解"的仅占 8.1%,"有一定了解"的占 31.2%,"一般"的占 22.9%,"略有了解"的占 24.7%,"丝毫不了解"的占 13.1%;然而,在对《医师宣言》进行熟悉程度调查时发现 41.0% 调查对象"完全没听说过"《医师宣言》,"非常熟悉"的仅占到 3.7%,如图 5-7 所示。

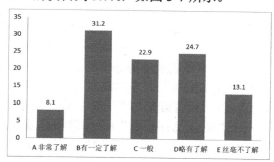

图 5-6 调查对象对医师职业道德评价内涵的了解情况（%）

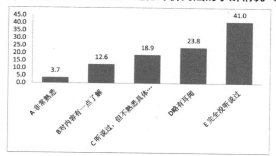

图 5-7 调查对象对《医师宣言》的熟悉程度（%）

调查对象对医师职业道德评价内涵的了解情况显示,绝大多数调查对象对医师职业道德评价内涵的认知仅停留在略有了解的基础上。调查对象对医师职业道德、评价内涵的理解情况显示：41.23%的调查对象认为医师职业道德评价是"改善医疗服务质量评价的必要途径"；一半以上的调查对象认为"德在人心，不好评价"，还有30.45%的调查对象认为医师职业道德评价只是"行政管理手段"，并且有47.56%的调查对象认为医师职业道德评价是"形式大于内容的工作"，如图5-8所示。

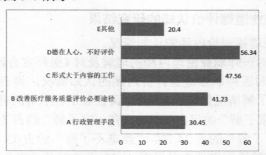

图5-8　调查对象对医师职业道德评价内涵的理解情况（%）

② 医师职业道德评价功能的认知情况。

在本次调查中，医师职业道德评价功能的认知主要是从评价的必要性、重要性、满意度以及对医师职业发展的促进、执业行为的激励、改善医患关系等方面进行调查的。首先对于医师职业道德评价的必要性、重要性及满意度均按照A="非常有必要"/"非常重要"/"非常满意"；B="有一定的必要"/"有一些重要"/"较满意"；C="可有可无"/"一般"；D="必要程度不大"/"略重要"/"较不满意"；E="完全没有必要"/"非常不重要"/"非常不满意"来描述，如图5-9所示。调查对象虽然在医师职业道德评价的必要性、重要性、满意度的认知方面均呈现相对较高的评价（38.6%、43.2%、42.9%），但均未超过半数。而且在必要性方面也有相当一部分调查对象对医师职业道德评价表示了没有必要开展的态度；满意度方面"一般满意""较不满意""非常不满意"的情况达到35.2%。

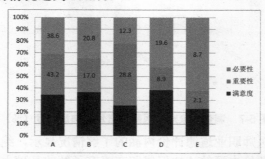

图5-9　调查对象对医师职业道德评价必要性、重要性及满意度的认知情况（%）

　　医师职业道德评价对医师职业发展、执业行为的激励以及改善医患关系上的认知情况如图 5-10 所示。认为医师职业道德评价对医患关系的改善"作用非常大"的所占比例最大（47.2%），78%的调查对象都认为医师职业道德会对医患关系的改善起到作用；然而医师职业道德对于医师职业发展的促进和执业行为的激励方面起到作用的占比相对较小。特别是对医师职业发展的促进作用方面，52.2%的调查对象表示"一般""没什么作用""没有作用"；对执业行为的激励作用方面，46%的调查对象表示会"有一定的作用"，比例相对较大。

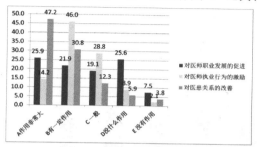

图5-10　医师职业道德评价对医师职业发展、执业行为激励以及改善医患关系上的认知情况（%）

　　③ 医师职业道德评价维度的认知情况。

　　分析调查对象对医师职业道德评价维度的认知情况，了解调查对象对生命价值原则、公平公正原则、善良（正当）原则、合理性原则及诚信原则等维度及指标的熟悉程度，从而了解当前公立医院医师相关群体对于医师职业道德具体化的认知情况。通过本研究的调查显示，调查对象对于生命价值原则（V1）、善良（正当）原则（V2）、公平公正原则（V3）、合理性原则（V4）及诚信原则（V5）5 个维度及指标的熟悉程度普遍偏低，大部分调查对象对于医师职业道德评价维度的认知仅停留在"略有了解"的基础上。从整体熟悉情况来看，表示"非常了解"的不超过20%，还有 24.9%和 26%的调查对象表示"丝毫不了解"，如图 5-11 所示。

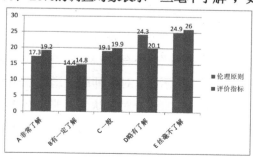

图5-11　调查对象对医德评价维度及指标的熟悉情况（%）

同时，研究还针对调查对象对医师执业应遵守的伦理原则认知的重要程度进行了调查，如图 5-12 所示。问卷设计中伦理原则得出的调查比率比较平均，绝大多数调查对象对于这 5 项伦理原则认知的重要程度评价偏高，认为"非常重要"的比例最高的是"生命价值原则（V1）"（57.2%），剩下的依次是"合理性原则（V4）"（56.2%）、"诚信原则（V5）"（47.3%）、"善良（正当）原则（V2）"（45.2%）及"公平公正原则（V1）"（42.8%）。调查结果显示，调查对象对于医师执业的行为伦理原则有一定的共识，对给出的普遍原则重要性认知程度较高。

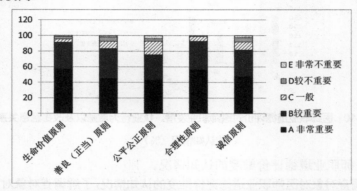

图 5-12　调查对象对医师执业应遵守的伦理原则认知的重要程度（%）

④ 评价行为（现状）认知情况。

本研究评价行为（现状）的调查包括对目前医师职业道德评价存在的主要问题的认知情况调查和对开展医师职业道德规范化培训的必要性认知情况调查。从对目前医师职业道德评价存在的主要问题的认知情况调查中可以看出，40.2%的调查对象认为目前的医师职业道德评价有"应付和防卫的心理，使评价趋于功利主义"；39.1%的调查对象认为医师职业道德评价的"真实有效性难以保证"；34.2%的调查对象认为"没有规范化的评价标准"；30.6%的调查对象认为"没有维护医师的个人利益"；还有 28.8%的调查对象认为"评价缺少对医师职业的尊重"，如图 5-13 所示。从对医师职业道德规范化培训必要性的认知情况调查中可以看出，48.8%的调查对象认为"非常有必要"，32.4%的调查对象认为"有一定的必要"，如图 5-14 所示，这说明绝大多数调查对象对于医师职业道德规范化培训的需求程度普遍偏高。

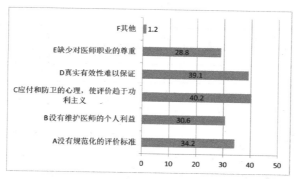

图5-13　调查对象对医师职业道德评价存在的主要问题的认知情况（%）

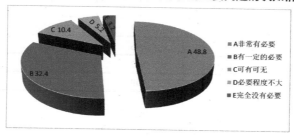

图5-14　调查对象对医师职业道德规范化培训的必要性认知情况（%）

（2）医师职业道德评价认知程度的特征分析

本研究根据调查对象所在的不同医院、性别、工作性质对医师职业道德评价认知的不同情况进行特征对比分析。在数据处理中，将评价认知的4个层面按照认知程度依次列为"1=丝毫不了解""2=略有了解""3=一般了解""4=较了解""5=非常了解"5个层级处理统计结果，通过方差分析或T检验来判断不同的研究对象变量特征对认知情况的影响和差异。

① 不同医院的调查对象对医师职业道德评价认知的对比分析。

本次调查中，不同医院的调查对象之间在"评价内涵""评价功能""评价维度（指标）""评价行为（现状）"的认知层面并没有显著差异（$P > 0.05$），见表 5-16。说明对医师职业道德的认知情况，在医院特征的层面并没有明显的差别。

表5-16　不同医院医师职业道德评价的认知程度对比分析

医院		评价内涵	评价功能	评价维度 （指标）	评价行为 （现状）
A	*M*	3.26	3.55	3.13	4.08

医院		评价内涵	评价功能	评价维度（指标）	评价行为（现状）
(n=68)	S	1.31	1.08	0.99	1.12
B	M	3.32	3.69	3.32	3.98
(n=45)	S	0.97	0.98	0.89	0.92
C	M	3.21	4.03	3.32	3.79
(n=45)	S	0.88	1.23	1.01	0.89
D	M	3.46	3.64	2.95	4.11
(n=59)	S	1.02	0.96	1.98	1.23
E	M	3.03	3.52	3.09	4.18
(n=45)	S	0.87	1.19	0.85	0.94
F	M	3.38	3.46	3.27	3.86
(n=65)	S	0.93	0.97	1.78	1.43
G	M	3.58	3.49	3.21	4.23
(n=67)	S	1.08	1.78	1.89	0.98
方差分析		P=.757	P=.275	P=.123	P=.531

注：M 为均值，S 为标准差；"*"表示差异显著性（P<0.05）

② 不同性别的调查对象对医师职业道德评价认知情况的对比分析。

从 T 检验的结果来看，不同性别的调查对象在医师职业道德评价的认知中没有显著差异（P>0.05），见表 5-17。在"评价内涵""评价功能"的认知中，女性的认知程度略高于男性；在"评价维度（指标）""评价行为（现状）"的认知中，男性的认知程度略高于女性。说明性别特征在医师职业道德评价的认知中并无明显的差别。

表 5-17　不同性别医师职业道德评价认知情况对比分析

性别		评价内涵	评价功能	评价维度（指标）	评价行为（现状）
男	M	3.19	3.46	3.36	4.21
(n=165)	S	0.87	0.98	0.79	1.08
女	M	3.55	3.65	3.08	3.90
(n=229)	S	0.79	1.12	0.85	1.22
T检验	男-女	P=.598	P=.783	P=.378	P=.434

注：M 为均值，S 为标准差；"*"表示差异显著性（P<0.05）

③ 不同工作性质的调查对象对医师职业道德评价认知情况的对比分析。

本研究选取临床住院医师、临床护士及行政管理人员三种不同工作性质的调查对象，分析医院中不同职业特点的调查对象的认知情况差异。通过方差检验可以看出，住院医师与临床护士在"评价内涵""评价行为（现状）"方面的认知上存在显著差异（$P<0.05$），住院医师的认知程度略高于护士；住院医师与行政人员在"评价内涵""评价维度（指标）""评价行为（现状）"方面的认知存在显著差异（$P<0.05$），住院医师的认知程度略低于行政人员；在临床护士与行政人员的对比分析中，可以看出，他们在"评价内涵""评价维度（指标）""评价行为（现状）"方面存在显著差异（$P<0.05$），临床护士的认知程度低于行政人员。具体情况如表5-18所示。

表5-18　医师、护士及行政管理人员医师职业道德评价认知情况的对比分析

工作性质		评价内涵	评价功能	评价维度（指标）	评价行为（现状）
住院医师	M	3.33	3.56	3.01	3.98
（n=98）	S	0.98	0.89	1.12	0.76
护士	M	2.81	3.46	2.89	3.37
（n=176）	S	1.17	1.12	1.07	0.92
行政人员	M	3.79	3.67	3.42	4.42
（n=120）	S	0.78	1.24	1.09	0.98
方差分析	住院医师-护士	*P=.033	P=.634	P=.786	*P=.024
	住院医师-行政人员	*P=.047	P=.487	*P=.036	*P=.047
	护士-行政人员	*P=.021	P=.534	*P=.024	*P=.012

注：M为均值，S为标准差；"*"表示差异显著性（$P<0.05$）

5.2.6　结果分析

（1）基于患者视角对公立医院住院医师职业道德期望及伦理原则的需求分析

本次调查显示，不同年龄、不同职业，不同文化程度的患者对于住院医师职业道德的满意度及伦理现状需求程度方面均有显著差异，也说明目前我国患方群体基于多样性的社会背景，对公立医院医疗服务的社会期望，在趋于更加安全、有效的同时，也期待得到更广泛的医疗照护。公立医院在进一步推进改革的过程中，对"如何保障公益性问题""如何加快社会角色的转变"等问题，应当从多维的视角感知多样化的社会需求，构建面向患者、关注患者，实

现公立医院社会效益最大化的期望模型。

从生命价值原则（V1）、善良（正当）原则（V2），公平公正原则（V3）、合理性原则（V4）及诚信原则（V5）5个维度进行需求要素的调查，既体现普通道德标准的构成，也体现了调解医患之间冲突具有共性需求的特点。其中，生命价值原则（V1）在医学伦理学领域有理由成为近似绝对的即准绝对的原则，因为每一个人都拥有独特的生命，它必须成为任何道德或人性评价的起点。在住院医师职业道德要素的筛选中，我们强调医疗活动对人生命价值的影响，特别体现在医疗行为中住院医师尊重患者的表现，如在调研结果中也可以看出由于患者的文化、职业、年龄、性别及身体状况背景的不同，他们对医疗服务的满意情况和需求程度存在差异性；善良（正当）原则（V2）的评价维度要求医师执业，特别是在临床活动中把握"善行"和"防恶"原则，如是否优先满足患者的需要，诊疗活动中患者的利益如何保障，在本次调查中这项要素的需求程度较高（第4位）。除此之外，"对患者及其处境的同情"在调查中更多的患者提到对于同情的理解，反映出他们不仅需要住院医师在治疗上的客观怜悯，也需要主观上的同理心和共情；另外，关于公平公正原则（V3）及合理性原则（V4），调查中可以看到当前患者在"平等医疗、合理医疗"等方面都有较高的需求，具体体现为沟通的合理性、行为的合理性、资源配置的公正等方面；诚信原则（V5）方面需求度较高的要素为"主动承担责任（不规避责任）"，从患者期望的视角也可以看出当前患者群体对于公立医院住院医疗系统仍然存在信任危机，对住院医师"承担责任、保持诚信"的需求程度较高。

（2）医院内部员工视角对公立医院住院医师职业道德评价的认知

通过对7所公立医院住院医师、护士及行政管理人员的调查，旨在从不同调查对象的视角了解医师职业道德评价在公立医院医务工作人员的认知程度，从较为现实的角度发现目前医师职业道德评价在公立医院中存在的问题。

首先，通过对医师职业道德评价的内涵认知情况的描述性分析可以看到，医师职业道德的内涵本身对于大部分调查对象来说并不十分了解，在设定的几种内涵理解中，将其认定为"形式大于内容的工作""行政管理手段"的不在少数，说明在相当一部分调查对象的认知中，对于医德评价的认知仅仅停留在来自外部环境的问责和行政手段，而不是职业需求的内部规范行为；特别是对于《医师宣言》的认知调查中，大部分的调查对象并不是非常熟悉，这体现了现阶段的医师职业精神的宣传和教育没有被广泛认同。

其次，在医师职业道德评价的必要性、重要性及满意度的认知方面，从调查结果的分析可以看到均呈现相对较高的认知程度（38.6%、43.2%、42.9%），但均未超过半数。而且，有相当一部分调查对象表示没有必要定期开展医师职业道德评价，在满意度方面"一般满意""较不满意""非常不满意"的情况达到35.2%。从公立医院内部的调查中可以看出医师职业道德评价的功能认知反映出大部分医务工作人员虽然认同医德医风的重要性，但从职业价值和职业伦理的角度上对医德医风的培养和构建没有明确的需求和自律意识，特别是相对于诊疗行为对职业发展的影响而言，其功能认知程度弱化更加明显。开放式的问题也反映了一部分调查对象这方面的心态，认为在促进个人职业发展及单位显著的激励机制方面，医师职业道德评价并没有显著的影响。

再次，通过对医师职业道德评价行为（现状）认知的调查说明，大部分人认为评价行为应当尊重和维护医师的个人利益。这说明机构内缺少规范化职业道德评价体系，使得很多人质疑评价行为，在调查中也显示了调查对象对于医师职业道德规范化培训与评价机制构建的需求程度是很高的。同时，应付和防卫心理使评价趋于功利主义的问题也显示了调查对象对评价行为（现状）有效性及公正性的认知。

最后，在认知的特征对比分析中显示，医师职业道德在不同医院、不同性别的调查对象中并没有显著差异，说明医院与性别特征并不是影响医师职业道德评价认知的显著因素。在评价的各方面也没有显著的认知差异，特别是调查所选取的公立医院，在地域和级别上有所不同，但其中的调查对象在本次调查中并没有显示出统计学差异，这也说明在医师、护士及行政管理人员对于公立医院医师职业道德的认知上是普遍一致的。但在不同工作性质的对比分析中，住院医师、护士及行政管理人员之间多方面存在显著差异，如医师、护士与行政管理人员对于医师职业道德的"评价内涵""评价维度""评价行为"等方面医师与护士均略低于行政管理人员，也说明由于工作特点与关注度的不同而导致三者之间的认知差异显著。

（3）基于医院内部工作人员对医师职业伦理原则的需求分析

关于医院内部工作人员对医师职业伦理原则的认知情况调查，将生命价值原则（V1）、善良（正当）原则（V2）、公平公正原则（V3）、合理性原则（V4）及诚信原则（V5）作为医德评价的5个维度，了解调查对象的熟悉程度认同程度。调查结果显示，关于医师职业伦理原则得出的调查比率比较平均，绝大多数调查对象对于这 5 项伦理原则认知的重要程度评价偏高，认为"非常重要"比例最高的是生命价值原则（V1）（57.2%），其次是合理性原则（V4）（56.2%）、诚信原则（V5）（47.3%）、善良（正当）原则（V2）（45.2%）及公平公正原则（V3）（42.8%）。调查对象关于伦理原则的熟悉程度方面，不同调查对象之间是存在差异的，可以看出行政管理人员由于行政工作的需要层面，对医德评价的关注度较高，但一线住院医师及护士的认知情况与行政管理人员有显著的差异。

（4）完善公立医院住院医师职业伦理规范化培训的重要性

涂尔干曾经提及："有多少种不同的职业，就有多少种道德，道德由规范构成，规范能够支配个体，迫使他们按照诸如此类的方式行动，也能够对个体的倾向加以限制，禁止他们超出界限之外[1]。"美国住院医师继续教育委员会（ACGME）在关于住院医师职业的描述中也曾明确指出，人们期待住院医师的表现应该是保持对患者的尊重、热心和诚实；要充分满足患者的需要，个人利益放在后面，强化负责；追求卓越，不断完善自身业务能力。因此，在住院医师的资格鉴定标准中应该体现这样的价值观念和伦理原则。目前，我国在住院医师职业规范化培训中偏重于技术、技能及专业化培训，关于住院医师专门的职业精神培训项目比较少。但现在的医务工作人员、患者及社会公众都深刻认识到医学职业精神面临危机，应当注重强化住院医师职业精神的评价，启动专业教育模式，设计旨在培育职业精神的住院医师培训项目，在了解医患认知差异的基础上，保存医学职业精神的实质，修正形式，强化价值。让每名住院医师在从业的过程中明确怎样辨别和提示真理，以患者利益为先，将患者的特殊状况整合到临床决策当中。医师职业道德不仅是道德规范，还是医学职业伦理的要求、临床决策的体现以及医学专业教育和医师人格共同成长的必然过程。

➡ 5.3 本章小结

本研究基于社会期望理论的相关研究，患者及医务工作人员均是医师职业道德的相关利益群体，对医师职业道德的认知程度、满意度、需求情况能在

---

[1] [法]涂尔干：《职业伦理与公民道德》，渠敬东译，商务印书馆 2015 年版，第 5 页。

很大程度上反映社会期望的医师职业道德水平。首先，从实证的层面基于患者视角，调查公立医院住院医师职业道德满意度及伦理需求情况，在患者期望的住院医师职业伦理现状中发现问题、总结规律，了解患者对住院医师医疗服务水平的主观感受并做出客观评价及实证分析；其次，针对公立医院内部，抽取部分医务工作人员，包括医师、护士及行政管理人员等，这部分群体代表了公立医院医疗服务水平的中坚力量，是影响公立医院医疗服务质量的关键要素及医疗执业行为的集中反映，因此基于公立医院内部员工视角，了解相关职业群体对现行的公立医院医师职业道德的认知程度。为完善公立医院住院医师职业道德评价标准，更好地推动住院医师规范化培训工作提供现实依据。

第六章

医师职业伦理的社会动因研究

医师职业伦理在不同的社会发展阶段会体现出不同的特点和价值。在我国当代，随着社会主义市场经济的发展、医学模式的不断转变及医学科学技术的高速进步，我国医疗卫生领域开创了许多医师职业道德的新局面，同时也面临许多伦理实践中的新困境。这已然引起医师职业群体和社会的广泛关注。因此，我们在关注到现状及困境的同时，不得不探索其产生的社会根源及影响因素。社会动因研究的开展是在新的历史条件下，与时代同步思考医师职业伦理，促进社会与医学行业关于医德观念的逐渐转变，促进医师职业群体在伦理建设中的实效性和卫生事业全面、协调、可持续性发展。

➡ 6.1 研究目的

本研究根据医师职业伦理原则及要素的实证分析，从医方、患方不同视角讨论影响医师职业伦理的社会动因。社会动因的分析不仅为医师职业伦理的可持续性发展提供了现实依据，还为各级政府、各类医疗机构自主开展医师职业道德评价及伦理制度化研究提供了理论参考。

➡ 6.2 研究方法与步骤

6.2.1 医德利益相关对象的深度访谈法

本研究结合第四章、第五章的研究结果，主要运用深度访谈法获取定性资料，针对目前医师职业伦理现状及公立医院医德评价当中存在的伦理问题作为访谈的背景，自行设计访谈提纲，有重点地询问影响医师职业道德的社会因素。

　　医德利益相关对象深度访谈是根据本研究的需要，针对医师职业道德的相关利益群体（包括公立医院住院患者、住院医师、公立医院负责处理医患纠纷的行政管理人员、医学院校医学伦理学或医院管理学专家）进行的半结构式、直接的、个人的访问。深度访谈适合了解复杂、抽象、质性的问题，对于医师职业伦理的社会动因，就其特殊的敏感性与不定量性，在研究过程中需要做质性研究的补充。因此，设计深度访谈的研究思路，是出于可以对研究进行更深入、更直观的探索，为进一步了解目前影响我国医师职业伦理现状的社会动因，做出因素的归纳与分析。本研究自行设计深度访谈提纲，对公立医院住院患者或家属 10 名、住院医师 10 名，公立医院负责处理医患纠纷的行政管理人员 10 名、医学院校医学伦理学或医院管理学专家 10 名进行医德利益相关对象的个人深度访谈，从质性研究的视角探索并归纳目前影响医师职业伦理的社会动因。

6.2.2　访谈目的及对象

（1）访谈目的

　　通过向访谈对象介绍本研究的目的与意义，对文献研究与理论分析中的相关主题进行总结与整合。从访谈对象的亲身经历及工作实践出发，以公立医院的医师为研究对象，从医师职业的角度，如医师职业的立场、职业的态度、职业的目的及职业素养等方面，提炼医疗活动过程中医师职业伦理的影响因素。

（2）访谈对象

　　选取公立医院住院患者或家属 10 名，住院医师 10 名，公立医院负责处理医患纠纷的行政管理人员 10 名，医学院校医学伦理学或医院管理学专家 10 名作为访谈对象。

6.2.3　访谈的步骤

（1）前期准备

　　首先，在正式访谈之前，确定访谈对象能够配合访谈和课题研究。为了达到访谈的预期效果，要充分了解访谈对象的疾病背景（患者）、工作背景、职

公立医院医师职业伦理现状及社会动因研究

业背景、研究背景与医德评价的关联度，确保访谈对象对本研究的认知程度和认可程度。

其次，将前期理论研究的资料与实证调查的结果归纳整理，将医师职业伦理价值界定与医师职业道德评价的认知、满意度及伦理需求情况进行汇总，便于访谈对象在短时间内掌握研究的目的、意义、内容与假设，并根据调查内容设计医德利益相关对象深度访谈提纲（见表 6-1 和附录 E），保证在有限的时间内得到有效的访谈结果。

表 6-1　医德利益相关对象深度访谈提纲

主　题	次　主　题
A.医师职业立场方面	A1. 对医师职业立场的理解
	A2. 医师坚定医师职业立场的现状
	A3. 影响医师职业立场的社会因素
B.医师职业态度方面	B1. 对医师职业态度的理解
	B2. 医师职业态度的表现：病患、同行、社会责任
	B3. 影响医师职业态度的社会因素
C.医师职业素养方面	C1. 对医师职业素养的理解
	C2. 医师职业素养的表现
	C3. 影响医师素养的社会因素
D.医师职业发展方面	D1. 对医师职业发展的理解
	D2. 医师职业发展的现状及困境
	D3. 影响医师职业发展的社会因素
E.对研究的其他意见和建议	

最后，预约访谈。在确认访谈对象的同时，共同确定面谈的时间、地点及形式。

（2）过程控制

访谈时尽量要求不受其他因素干扰，以保证被访对象谈话思路顺畅。访问人员控制访谈的气氛融洽，保持耐心，虚心地等待并接受访谈对象的意见和建议；接受访谈对象有自己对待研究问题的立场与风格；为拓展研究思路，对访谈对象除访谈主题以外的提问与见解要表示鼓励，并认真倾听。在访谈过程中，依据被访对象的观点与见解，做好记录，包括对提纲内容的解释、被访对象的表达方式、观点及对研究课题的认识与启发，为进一步整理分析结论准备宝贵资料。

（3）访谈结束

访谈结束，要向访谈对象表示感谢，并保证研究不会给他们带来负面影响，也不会对其正常工作和学习造成干扰。访谈结束后，应尽快依据访谈笔记对访谈对象的意见和建议进行整理、汇总，提炼关键要素。

（4）访谈资料整理

本次访谈设计基于前期对医师职业伦理价值、伦理原则的理论构建及实证分析的数据，结合访谈的内容与访谈对象的反馈，将资料进行整理汇总，根据主题分类访谈提纲的结构汇总相关主题的结果。资料整理的方式采用分层归类整理方法。

首先，将主题进行划分，从认知、评价、社会动因视角出发，询问医师职业伦理在不同维度存在的问题及影响因素。

其次，根据访谈对象的不同角度和立场，将主题的内涵进行伦理范畴划分与引导，是否能够针对社会动因访谈出关键要素，从而解决上一层主题的疑问，是深度访谈各相关研究对象的核心。

再次，访谈前要进行充分的沟通，保证在课题精神、思路与访谈对象达成一致，以典型语句询问形式进行资料汇集。需将访谈资料的重点语句整合，排除与研究无关的信息，根据受访人员的表述集中判断主题含义，提炼关键语句及要素，即提炼本研究关于影响医师职业伦理的社会动因关键词。在访谈典型语句询问中，对不同的受访人员设计类似或相同的问题咨询，运用直接与间接相结合的方法，共同讨论社会动因归类。

最后，根据访谈对象对访谈主题的回答与解释，得到访谈对象对本研究的基本态度及具体意见，针对每个问题的答疑和理解，将关键要素进行归类提炼，提取社会动因要素。

⇒ 6.3 结果与分析

近年来，我国医疗卫生事业的改革不断推进，在社会环境的不断变迁和影响下，医师作为医疗行为主体和卫生事业改革的实践主体经历着各种因素的影响，其职业道德状况和存在的问题也是由一系列社会原因造成的。本研究从医师职业立场、职业态度、职业素养及职业发展的四个层面进行深入访谈。将访谈结果进行关键要素提取，画出主要的社会动因分布图，如图6-1所示。具体的要素解释与典型描述如下。

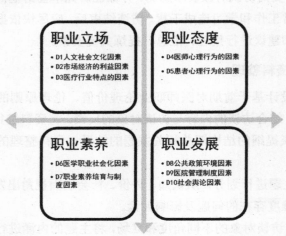

图 6-1　医师职业道德的社会动因要素分布图

6.3.1　医师职业立场方面

从伦理道德在医学中的作用分析，我们很容易在医师的职业立场上达成共识。医学是研究生命的科学。医德因此具有特殊的重要性，医学实践的最终目的是为了防病治病、增进健康、提高生命质量。"生命所系，健康相托"体现了"医者必为民服务"，这直接关系到生命痛苦的减少或增加，关系到患者的生死存亡。因此，医者对待医学、对待职业、对待患者都要本着人道主义、一丝不苟和精益求精的职业立场和专业标准。尽管医学作为医师谋求生计的手段，也需要满足个人需要，但伦理道德的角度就要求医师职业群体要处理好两者的关系，经济社会的不断推进和市场价值观都是对医师职业道德的考验与挑战。综合访谈对象的观点，在医师职业立场方面的主要社会动因体现在以下几个方面。

（1）人文社会文化因素

医师的直接工作对象是人，而人是肉体和精神的综合体，肉体和精神交互作用才组成一个完整的生命。医师的人文性是由医师这一职业的工作对象决定的。医师职业道德的规范化研究属于医学伦理的范围和研究对象，同样也是人文社会文化科学的一部分。从医德实践中我们看到，医疗行业在受到社会关注的同时，也受到了社会文化的影响。社会和谐程度、人与人之间的社会化程度都是人文医学发展的重要背景。医学伦理学就是运用一般的伦理原则研究医疗卫生实践和医学科学发展中的医学道德现象与医学道德问题的学科，是研究关于医德的产生、形成、发展和变化规律的科学，同时处理医疗卫生实践和医学科学发展中人与人、医学与社会之间的关系。医学伦理学研究基于生命神圣论、生命质量论、生命价值论、医学人道论、美德论及义务权利论等理论，与社会文化不断融合和发展。医学科学需要人文社会科学的补充，医师要保持职业立场的坚定，就需要持续学习医师职业伦理理论。当我们谈到市场经济对医疗活动的负面影响时，可以看到一些道德自律意识较差的医师会受到拜金主义、享乐主义等腐朽思想的影响，出现了一些与医师职业伦理背道而驰的现象，这些现象在不同程度上影响了医疗行业的声誉，损害了医师职业的社会形象。事实上，我国在社会主义市场经济体制下的医疗卫生服务，充分发挥服务的功能关键在于选择何种理念去引导医疗服务。医学人文精神不仅是消解市场经济负面影响的重要工具，对医师职业群体而言也是抵制市场经济负面影响的精神支柱。访谈中我们也深刻地感受到关于医师职业立场人文培育方面的需求，访谈对象们对于社会文化环境、和谐社会与医患关系也都有相关的表述。

- "生命具有至高无上、神圣不可侵犯的价值观念。现代医学模式的演变又将生命的神圣发展到对生命的质量关注。生命质量不仅关注人存活的时间，还关注人的生存质量、患者预后康复的情况、健康生活的各种功能表现。因此，我们医师职业伦理同样受到这种理论升华的影响，衡量医师诊疗水平和专业程度的视角也越来越宽泛。"

- "现在除了生命质量评价理论，生命价值的理论对规范医师职业道德也有鲜明的影响。生命价值论提到人的生命的意义具有内在价值和外在价值。每个人都应该看重生命的价值体现，即对他人和社会的影响，也就是确定生命的社会意义，从而保证人类的和谐发展。医师职业所维护的生命价值，对医师个人和他人而言都将体现重要的意义。"

- "我理解的医师职业道德是行业美德的具体表达，所谓医师职业的立场也就是众多传统医学伦理学中的具体伦理要求，如我们讨论的认真负责、作风正派、不图回报、不分亲疏贵贱等要素都是医师行业应该具备的普遍美德。"

- "我们在临床上对生命质量、生命价值理论的学习角度也有了职业伦理观的变化。例如，抢救危重患者的同时，对濒死的患者做出生命价值的判断。医疗技术手段在挽救有价值的生命的同时，能够让有价值的生命继续体现社会价值，这是坚定职业道德立场很重要的方面，也体现了医师职业的社会价值。"

从访谈对象关于主题典型描述的言论中，我们提取到以下关键要素。

① 社会风尚（d11）：强调和谐社会能够稳固医患关系的健康发展。

② 行业美德（d12）：传统的医学人文价值对医疗行业的影响。

③ 人文培育（d13）：持续有效的医学伦理学理论与实践培育坚定医师职业立场。

（2）市场经济的利益因素

利益是道德的基础[1]。在市场经济条件下，医疗行业也存在着激烈的竞争。医师职业的道德观、价值观在注重医疗事业公益性的同时，不得不考虑经济效益，特别是公立医院的医师职业群体，医疗行为中的利益因素是社会、政府、大众关注的焦点问题。医疗行业中的市场倾向和商业化元素，一些公立医院将患者看成消费的主体，将患者看病就医作为创收的机会，医患关系往往被双方在一定程度上当作消费关系。包括与医院相关的医药、仪器、设备等代理商的利益联系，无形中扩大了医学的边界，医疗消费容易产生诱导，从而导致医疗资源的浪费和分配不公等问题。在职业道德的立场上，单纯强调美德、义务是难以解决医师正当利益需求的。因此要考虑现实社会市场经济巨大的利益因素对医师职业群体的影响，并采取有效的应对措施，避免职业伦理行为的偏差，要激发医师职业群体的自觉能动性和创造性，实现权利和义务的真正对等。

- "医疗活动中的逐利行为也受到市场经济利益驱动的影响，医疗行为中的效益原则和竞争原则使医务工作者们不得不考虑自己的工作效率。"
- "科室绩效考核直接与收入挂钩，在一定程度上，不论是谁都不希望在组织中落后太多。"

---

[1] 杜治政：《医学伦理学探新》，河南医科大学出版社2000年版，第120页。

- "个人利益的得失完全不计较的是少数，为了追求个人利益，大处方、大检查、小病大治、甚至红包等不良倾向是存在的，但违背职业道德的根源和原因也是鲜明的。"

- "培养一名职业医师在本科阶段要比其他专业长一年。而要真正进入医师这个群体，大部分医学生还要进行硕博的进一步深造，要成为有经验、能独立实践的医师还要经过更长时间的实习和进修。这就体现了医师是专业性非常强的职业，同时付出的时间、经济成本都相对较高。然而医师的经济收入，如一般公立医院的住院医师，并没有和医师的付出成正比。一个临床医师的收入可能比不过一个药店的销售。"

从访谈对象关于主题典型描述的言论中，我们提取到以下关键要素。

① 利益驱动（d21）：正确认识医师的利益驱动是医师需求动机与行为目的前提。

② 个人利益（d22）：强调医师个人利益与患者利益如何分配。

③ 社会利益（d23）：强调社会利益对医师职业道德的影响。

（3）医疗行业特点的因素

长期以来，医学成就的取得主要依靠医学科学技术的发展，现代医疗技术和设备的比拼已成为在行业中形成竞争的重要依据。医师们需要在医学实践中持续学习，不断更新知识储备和技术能力，医师们习惯用医学科学的思维方法认识和解释疾病，追求科学、信仰科学的精神往往让他们无暇思考医学的终极目的。在职业立场上，唯科学主义的价值观一直深刻地影响着医师群体，医学固有的人文精神与医学科学本身在医疗实践中的偏离体现在医患关系的逐渐物化上。这使得医师过度关注影像结果、化验指标、仪器检测数据，而缺少与患者足够的沟通，同时也很少关注由疾病而产生的个人心理和社会问题，单纯把患者当作疾病的载体、医疗技术实施的对象。诊疗过程中的人文关怀无法从"望、闻、问、切"中体现，因此在长期的医疗工作中，唯科学主义、技术至上主义导致过度的医学职业化，让更多的医师本能地表现出一种职业冷漠，从而很难得到患者的理解和认可，这很容易使患者产生负面情绪甚至敌对情绪，从而引发医患矛盾。

- "人一旦生病，医师就是我们唯一的、绝对的依赖主体。作为患者而言，无论通过怎样的途径或方式寻求医疗信息或选择医疗建议，但最终还是落脚在医疗行业内，关键的诊疗方案和治疗手段都需要从医师那里获得，医疗行业的特点决定了医师职业行为对患者决定性的影响。"

从访谈对象关于主题典型描述的言论中，我们提取到以下关键要素。

① 行业垄断（d31）：行业垄断的特点说明医师要坚定职业立场的重要性。

② 科学主义（d32）：唯科学主义对医患双方的影响较深，强调追求科学的同时坚持以人为本才能有正确的职业立场。

③ 医患关系（d33）：医患关系情况影响医师职业立场。

6.3.2　医师职业态度方面

关于医师职业态度方面的社会动因。在访谈中大家讨论的焦点趋向于医患沟通中的伦理道德。医患关系在前面已经多次提到，这种特殊的人际关系，它本身就具有技术方面和非技术方面的内容，并有其特定的契约形式。医师职业态度反映在与患者或与其家属沟通的过程中。近年来在大量公立医院的患者满意度调查研究中，医师人际沟通的能力和效用都是评价医疗服务提供患者满意度的重要指标。在本次访谈中我们针对医师职业态度的提问，旨在分析医师职业态度的影响因素。从资料汇总的情况来看，访谈对象大部分的意见和言论都倾向于医师和患者面对疾病时不同的心理和行为对医患沟通的影响。从认知、情感、态度及语言表达上，医师和患者对待疾病都有显著的不同，如表 6-2 所示。由于患者会在直接体验的基础上产生各种痛苦、担忧甚至焦虑，而医师又因为职业原因几乎每天都会应对大量经常性、重复性的疾病状况，其行为和情感上容易偏理性和冷静。从双方的立场上来看，他们是互相期望在医疗互动过程中被理解的，只有在感情和认识上能产生共鸣，才有利于医患沟通及医疗工作的进一步发展。

表 6-2　医患双方对疾病认识的不同

关于疾病	患者视角	医师视角
认知	自然主义的认知，生命切身的、直观的感受	科学主义的认知，用医学技术来解释的客观体验
情感	主观上恐惧、担忧、焦虑	间接的经验，按照知识储备和检查数据做出理性判断
态度	自然发展/寻求专业救助	客观地分析其产生的原因，做出专业分析和评估，制订治疗方案
语言表达	按照直观体验描述生病的感受	按照生理、解剖学等科学理论解释疾病的产生、发展以及预后状况

（1）医师心理行为的因素

医师在诊疗活动中对疾病或患者的认知，是一个"实践—认识—再实践—再认识"，不断循环往复、不断提高认识，并接近患者实际情况的心理过程[①]。汇总访谈资料，医师的心理和行为对职业态度的影响主要体现了以下两个方面的特征。

第一，个人保护意识不断增强导致的过度医疗和风险转移。在诊疗活动中，医师面对生命和充满未知的医学科学，医师职业本身就面临很多不确定性的因素和风险；"医闹"事件在社会上层出不穷，患者对医师的要求和偏见也越来越多，这些无形的压力给医师带来了人身安全的恐慌，同时也使其职业安全感降低，这对于医患关系的发展是非常不利的。

- "因为医师呈现出的个人保护意识增强的心理特点，在诊疗活动中医师的诊疗行为日益谨慎，过度医疗的现象也因此增加，实质上这将继续拉大医患之间的情感距离，增加患者的经济负担，引发医疗卫生资源的浪费。"

- "我国的医疗风险分担机制尚不完善，医疗纠纷势必会影响医师的正常工作。有些纠纷的处理和后果会给医师带来沉重的打击，有的医师也会因此产生高度的焦虑甚至抑郁，有的医师因为过失或差错内疚、自责、紧张而脱离临床岗位，这些现实或直接或间接地影响着医疗质量。"

- "在危重患者抢救过程中，有些医师为了规避医疗风险，不敢采用新技术、难度高的操作，因此减少了患者的救治机会；有些医师通过会诊、转诊的方式，人为地将风险转移，导致患者贻误了最佳诊疗时机。"

第二，工作负担重、心理压力大导致的职业倦怠。医学科学技术的迅速发展增加了医师职业的竞争性和职业压力，我国有限的医疗卫生资源在满足全民健康需求的现状上，大部分的公立医院医师群体的工作负担非常重。特别是临床一线医师，医师为适应医学发展的需要，维护医患关系的健康发展，还有个人晋升、职称论文的科研压力，表现为生活规律性差，亚健康状态明显，超时加班工作的情况普遍，精神紧张导致职业倦怠。职业倦怠带来的职业态度势必会影响医师的工作热情和积极程度，对待患者的行为也会因此产生应付和敷衍。

另一个方面，医师服务的对象是患者，确切说是患者的生命健康权益。一

---

① 李功迎：《医患行为与医患沟通技巧》，人民卫生出版社 2012 年版，第 60 页。

且行为不当或操作过失，有时造成的遗憾是医师无力承担的，工作心理压力大主要体现在这一方面。然而很多医师认为巨大的压力和付出并没有与他们的劳动价值相匹配。

从访谈对象关于主题典型描述的言论中，我们提取到以下关键要素。

① 工作压力（d41）：包括医师的工作量、工作强度、工作环境等。

② 工作风险（d42）：包括健康风险、医闹风险、竞争风险、风险保护机制等。

（2）患者心理行为的因素

患者因为社会角色发生变化导致心理发生变化，产生一系列与诊疗疾病相关的行为，因为患者疾病发展阶段和程度的不同体现在求医的行为和遵医嘱的行为上也不尽相同，所以医患关系也会受到一定的影响。在访谈中，主要反映在患者角色适应困难、患者遵医行为对医师职业态度的影响。

患者角色适应困难。社会心理学研究表明，如果一个人不能正常地进入到患者角色，或者从患者角色通过疾病康复治疗后恢复到健康角色，称为患者角色适应困难[①]。一个健康的人患病之后，就要从原有的社会角色进入到患者角色，患者角色作为社会角色的一种，也会产生各种各样的需要，如恢复健康的需要、享受优质的医疗服务的需要、被尊重的需要、被公平对待的需要、进行有效沟通和情感交流的需要，以及了解关于自身疾病相关信息的需要等。

- "在现代社会多元文化的影响下，因为患者角色适应困难而导致其行为异常的情况也很常见，如不配合治疗，对医务人员有攻击性言行，住院期间出现抑郁、自残甚至自杀行为的患者。"

在访谈中，部分医院工作的访谈对象都谈到过相关的案例。类似因患者心理行为因素所导致的纠纷也是医疗安全的隐患，在这种情况下医师的职业态度也会受到影响，表现为尽可能为规避风险而产生的消极诊疗行为。

患者遵医行为。患者遵医行为是指患者进行诊疗流程之后，其行为是否与医嘱符合。患者由于受个人的性格特点、心理变化及家庭情况等的影响，会表现出不同的遵医行为。除了较好的遵医行为，这类行为偏差主要体现在患者由于个人的性格特点和心理变化而造成的对医师的不信任、对医嘱的不理解等。

---

① 章志光：《社会心理学》，人民教育出版社 2008 年版，第 78 页。

- 一位受访对象曾谈到一个案例："一位 66 岁男性患者，阑尾炎术后，医师告知排气后方可进食流质食物，尽早下床活动促进肠蠕动。而该患者性格固执，不仅不遵医嘱，还言语粗暴，医师督促无效后便采取了消极的应对措施，结果该患者发生了术后肠粘连不得不再次手术。患者及家属对医师和医院表达了强烈的不满，并因此引发了纠纷。可以看出，医患关系好，遵医行为就好，反之遵医行为差；患者遵医行为好，会促进和谐医患关系的发展，反之则会进一步破坏医患关系。"

从访谈对象关于主题典型描述的言论中，我们提取到以下关键要素。

患方态度（d51）：包括患者对医师是否尊重、理解程度、遵医嘱的情况等。

6.3.3 医师职业素养方面

实质上，职业素养经历的"启蒙—建立—发展—评价"的过程，是医师职业群体逐渐社会化的过程。这一观点的形成，我们不仅能通过职业伦理学与社会学相关理论研究发现，在实证质性研究中也能看出医师职业素养和医师社会化的关系。在访谈中，我们综合了访谈对象的言论，对关于医师职业素养的社会动因归纳为以下两个方面。

（1）医师职业社会化因素

职业本身就是一种社会化结构，是一种组织工作的方式。每一种职业都是专业技术人员社会价值的体现，它们拥有自己的知识体系、组织形式、发展道路、教育方法和思想观念。因此，它们对怎样工作及工作的效果如何评价都形成了自己的逻辑体系[1]。但关于现代医学职业素养的相关研究也提到，职业群体虽然了解工作如何组织和执行，但不一定了解推动职业发展的潜在精神，也就是说职业素养如何发挥独特的道德规范来规范职业的功能[2]。社会化实质上是需要医师职业群体通过不断的社会化经验和实践来逐渐成为业内的被社会大众、同行及患者所认可的专业人士，身份的转变并不代表就能成为专业的医师职业群体中的一员。在访谈中，有研究对象就多次提及。

---

① Frdidson E，Professionalism：The Third Logic．Chicago，（IL：University of Chicago Press，2001）p.37.

② Wendy Levinson 等：《领悟医学职业素养》，潘慧等译，中国协会医科大学出版社 2016 年版，第 40 页。

- "在临床上，很多患者对不同资历、不同年龄的医师的不信任行为和期待行为是有明显的差异的。科室里的主任，医院里的专家，资质高、口碑好的医师在医患关系上也表现得比较融洽。"

从访谈对象关于主题典型描述的言论中，我们提取到以下关键要素。

① 认同（d61）：指医师在职业生涯中，社会成员、同行、患者对医师专业性的认同程度。

② 认可（d62）：指医师在职业生涯中，社会成员、同行、患者对医师专业性的认可程度。

③ 接受（d63）：指医师在职业生涯中，社会成员、同行、患者对医师专业性的接受程度。

（2）职业素养培育与制度因素

在访谈中有个别医师认为"职业素养"应该是指可以独立解决或用自己的时间、精力去解决根植于工作中的难题的能力。用自己专业的认识和判断纠正之前的诊疗方案，并且在同行中能显现出这种才能，有部分医师误以为这就是自己独特的职业素养。这种类似个人英雄主义的素养期望在目前的医疗实践中确实存在，而且并不少见。事实上，彰显其职业素养需要具备的条件或实践的途径在大量医师职业群体中是存在误解的。这实际上是对职业素养的挑战，很多医师意识不到这一点，一味地抱怨其他的人或事，或制度，或社会层面的问题，这也反映了医师职业素养是需要长期、制度化、规范化的合力培育机制不断塑造和影响的，特别是年经医师群体，不能仅仅依靠医学生阶段的院校内教育。

- "从作为医学生到住院医师，我们都努力让自己表现得专业。我们也期望在治疗患者以及各方面都能精益求精。我们熟读《希波克拉底誓言》，走上工作岗位遵循国家、医院各项管理规章制度。然而，尽管有法可依，有心如此，职业素养或伦理道德仍然只是抽象的概念，而且感觉像是遥不可及的理论目标，如何能够在日常工作中践行和彰显才是需要重点关注的内容。"

- "关于医师的职业素养不得不讨论医师在临床工作中遇到的实际难题，如同一天遇到多台手术并有多起急救，在顾不上吃饭的情况下还遇到态度不好的患者家属，在疲惫不堪的情况下，上级医师还在大查房中质疑其专业性等。这些并不是偶然事件或巧合，我们很多年轻医师、实习医师都会在工作年限较短的时间内遇到类似的困境。遇到类似困境时医师如何保持好的职业素养，实际上就是对于医师的挑战。"

从访谈对象关于主题典型描述的言论中，我们提取到以下关键要素。

① 制度环境（d71）：对于医师而言，职业素养需要制度规约与制度保护。

② 培育环境（d72）：对于医师而言，需要持续的培育机制不断影响其职业素养。

6.3.4　医师职业发展方面

从职业发展的角度讨论医师职业道德水平，反映了医师在职业发展过程中因为内部环境、外部环境或个人因素所产生的职业瓶颈、职业困境及职业倦怠而引起的成就感下降，机体人格受损，职业价值感和认同感降低等，这些会导致执业行为偏差、职业道德缺失。在访谈中，访谈对象在医师职业发展方面谈到了多方面的原因，如薪酬水平、晋升机制、考核机制、工作时间安排、工作硬件设施、继续教育的机会等都是影响医师职业发展的要素体现，在这些要素中必然体现了管理制度的影响，主要体现在管理和社会舆论的影响。

（1）公共政策环境因素

影响医师职业发展的外部环境因素主要体现在国家公共政策层面。国家相关政策的推动和不同区域对医疗政策细化制定与执行情况的不同，以及政府对于卫生事业、卫生人力资源的重视程度，对医师职业群体的发展都会产生较大的影响。例如，2009 年中共中央、国务院正式颁布《中共中央、国务院关于深化医药卫生体制改革的意见》，国家将在政策出台后 3 年内陆续投入 8500 亿资金发展和改革医药卫生事业，完善医药卫生四大体系，促进五项改革方面的完成。该政策的颁布，使基层医务人员的需求、培训、发展晋升空间都得到了较大提升。《中华人民共和国国民经济和社会发展第十三个五年规划纲要》在 2016 年正式发布，纲要中主要涉及的生物、医疗行业等发展，提出了关于健康中国发展的理念与规划。对我国卫生事业制度的改革、医疗、医保、医药联动等政策的推进都做出了全面部署。为了满足城乡居民基本医疗卫生服务的需要，医疗资源需求不断扩大，医疗体系不断优化，这对于医学生的就业、医师群体的职业发展都起到了推动作用。例如，政府对公立医院的补偿与监管机制的改革，其最直接的目的就是要改善公立医院的运行绩效，使医疗费用控制、医疗资源配置和利用得到优化。与此同时，国家相关政策的推动和执行的力度对医师职业群体的服务能力和水平是否能得到提升和改善有着直接和根本的联系。

从访谈对象关于主题典型描述的言论中，我们提取到以下关键要素。

① 政策引导（d81）：国家政策体现医师职业发展的方向和目标。

② 政策规约（d82）：公共政策对不同时期的医师职业群体提出相应的职业要求。

（2）医院管理制度因素

为了确保医师在执业过程中的合法性和规范性，各个国家都通过各种相应的管理制度来确保向社会公众提供的医师是具备专业能力、经过良好训练并能够不断提升自身水平的；同时还是有职业道德的，并能够与患者建立和维持良好关系的。[①]例如，我国《执业医师法》对医师的权利与义务，包括医师执业资质、注册等都做出了明确的规定。在美国和英联邦所属国家，国家根据行业自律原则授权医学职业组织行使这些职责。

医师的职业发展在一定程度上，需要各种管理制度的约束，同时也需要管理制度的激励。医师在约束和激励的过程中不断证明其有资格获得或胜任自己的职业，而不是像一些人所理解的这是一种天然的权利或长期有效的"铁饭碗"。这一点也意味着执业医师的职业专业化管理在不断转变，社会公众也认定医学教育、医院管理、医疗行业的行政法规等专业化、系统化的管理制度体系，能够从专业的视角全面关注医师的素质，从而满足人们的健康需求，而不再是简单地依靠医师的良心来保证职业精神的延续。包括卫生政策与法规、基本诊疗规范、用药规范的健全与建立，服务要素准入制度的建立，健全医师职业风险保险制度，以及医政投诉、调节、处理与仲裁制度，披露有关服务信息等的管理制度与措施也可以影响到医师职业的发展，从而影响医师的诊疗行为。以下言论中提到的医院管理方面的问题，值得我们深思。

- "医院如果过分强调经济效益，推行经济提成经营管理的政策，甚至与科室或医师签经济责任状，以医疗定位市场原则取代以人为本的医师伦理原则。这在客观上就是纵容大处方、滥检查和过度诊疗等趋利性的不规范诊疗行为，会导致医师职业道德水平的下滑。"

- "某一公立医院的院长曾在院周会上提及：'如果诊疗过程中出现了医患纠纷，患者对医师有了过激的言行，如果医师能够懂得忍让而让小事

---

① Richard L.Cruess 等：《医学职业精神培育》，刘惠军等译，北京大学医学出版社 2013 年版，第 55 页。

化了，不让医院蒙受损失，那么医师受到的身体和精神上的委屈，我们可以给予相应的经济奖励。'院长这样的表达引起了很大争议，很多医师表示听到院长这么说有种心寒的感觉。"

作为促进和谐医患关系的主要责任方，医师合理地遵行医师职业伦理原则执业，应当受到患方的尊重，医院更有保护和尊重医师作为重要人力资源的责任和义务。如果一味地规避医疗风险，而不是通过合理的医疗风险分担机制来明确医师和患者的权利和义务，那么势必会影响医院内医师工作的积极性和主动性。在执业过程中会有越来越多的并非完全出于患者利益考虑而采取的防御性诊疗行为，面对无理的求医行为或医闹行为出于自我保护和医院的态度也会偏离职业伦理原则，从而得过且过，甚至产生职业倦怠心理。

从访谈对象关于主题典型描述的言论中，我们提取到以下关键要素。

① 薪酬（d91）：医师在提供医疗卫生服务后所得的各种形式的回报，体现为医院支付的劳动报酬，包括经济性薪酬（基本工资、绩效工资、奖励工资、津贴、福利、保险等）和非经济性薪酬（培训/进修/发展机会、良好的工作氛围等）。

② 晋升（d92）：医师在专业技术岗位不同等级晋升的状况。

③ 考核（d93）：医院利用定量、定性指标对医师进行考核与评议的方法。

④ 继续教育（d94）：医院通过对不同级别、不同类别、不同岗位的医师按不同需求提供的长期、持续、有效的培训。

（3）社会舆论因素

社会转型期是各种社会矛盾的显现期。社会舆论是通过各种合法媒体发出的民众言论，具有表达主体和媒介多样、受众复杂、不特定等特点[①]。作为一种广泛存在的社会现象，在当今医疗大环境中，社会舆论对于医师职业来说是一把双刃剑。一方面，医师作为社会舆论的表达体之一，通过各种合法媒体，让公众对医疗活动有了更多的了解和宽容，同时在监督规范医疗环境、医疗行为上更是发挥着重要的作用；但另一方面，当社会舆论超越其正常的范围后，就会变成一种舆论暴力，让很多医务工作者感到无所适从，甚至由于社会舆论而对自己的本职工作产生怀疑，从而影响到对职业的发展[②]。医疗行为本身是一种专业性较强，在特殊情况下难以让公众全面了解的专业活动。就其专业性

---

① 李大平："医患关系的利益冲突与平衡"，载《医学与哲学》（A）2005 年第 4 期。

② 王韵桥、蒋筱、罗利等："从如何约束社会舆论各参与主体探讨和谐医患关系的建立"，载《中国社会医学杂志》2019 年第 3 期。

-103-

而言，医务工作者处于绝对的优势地位，这种优势地位会让普通民众在医患双方发生纠纷时，过多地放大主观情绪，对于事实的认识产生偏差。当涉及一些较为复杂的情况时，由于民众的好奇心难以得到满足，社会舆论就成了他们的宣泄途径。

从访谈对象关于主题典型描述的言论中，我们提取到以下关键要素。

① 媒体环境（d101）：反映了社会媒体对医师职业以及医师职业伦理价值的认知状况。

② 舆论导向（d102）：反映了社会公众对医师职业精神积极作为的理解程度。

➡ 6.4 本章小结

医师职业伦理的社会动因研究是出于对医师职业立场、职业态度、职业素养以及职业发展的全方位的职业动态的思考。关于医师职业伦理行为及道德表现在前面已经做出了相关的理论与实证分析。结合前期的研究成果，我们可以看到，医师职业伦理的发展与医学、社会的发展密切相关。本研究从医患双方及社会层面的视角对医师职业伦理进行了动因分析，立足于医师职业立场、职业态度、职业素养及职业发展四个维度，提出 10 个方面的社会动因，提取关键要素 22 个。如图 6-2 所示。

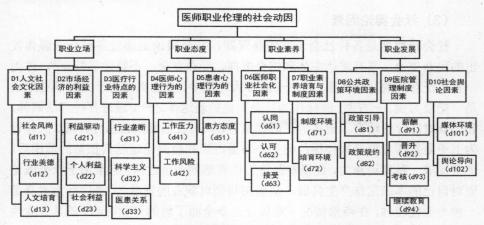

图 6-2　影响医师职业伦理的社会动因及要素分布

第七章

研究结论与展望

➧ 7.1 理论贡献和研究局限性

7.1.1 理论贡献

（1）职业伦理视角重构符合和谐社会发展的医德价值观

我国传统的医德观长期以来在医学史的舞台上发挥着重要的作用，医师职业在传统的医德观中超出了营生和谋利的层面，医师职业的道德化印记非常深刻，因此医师职业的现实伦理困境也非常直观。进入 20 世纪之后，社会生产力迅速发展，经济因素在社会生活中占据着越来越重要的地位。市场化影响了卫生事业发展的大环境，同时也影响了医学领域职业价值观。本研究从职业伦理学的哲学视角，提出研究医师职业道德不能仅仅依靠医德医风建设的传统观念对职业群体的影响，还应当借鉴职业伦理规范化的理念，具体提出职业群体在当前经济社会发展状况中应该体现的道德标准。因此，本研究对传统医师职业伦理价值观的影响及挑战做出了全面的分析和总结，结合当前医患关系的特点，提出医师职业伦理价值应当体现为社会各群体对医德作用、功能的广泛认同感，能够作为医师职业群体的行为先导和精神指引，能够推动医患关系、医医关系、医社关系的和谐发展。构建符合和谐社会期望的医师职业伦理价值观，提出医师职业群体应当在执业的过程中体现以人为本的生命价值，仁爱至善的德性价值，公平正义的社会公益价值，以义制利的医疗合理价值及医疗服务的诚信价值。

医师职业行为不仅需要医师道德自觉，更需要从医疗体系的伦理建设上对其进行引导，让医疗体系的激励和惩戒的机制对医师职业伦理行为进行真正有效的约束。医师职业伦理价值导向作为规范医师职业行为的道德准则及精神引领，有利于构建和谐的医患关系和社会关系。本研究这一理论的提出对进一步完善当前我国医疗领域的职业伦理规范建设也可以起到一定作用。和谐社会要求在医患之间建立和完善的医疗诚信体系，不仅要针对医务工作人员进行医德医风的培训和评价，更要对医疗机构及其医务工作者的医疗行为是否能体现伦理价值进行有针对性的判断。同时，职业伦理价值的影响是规范化行为的前提，能够对医疗机构及其医务工作者形成有力的价值约束，能够作为判断医师的医疗行为是否合乎伦理道德，是否体现医师的职业价值、社会价值，是否能更大程度地保障患者及其家属权利的职业精神坐标。

（2）医患关系视角界定医师职业伦理原则及要素内涵

我国在社会主义市场经济的推动和影响下，社会的意识形态也在发生着转变，但健康作为人的基本权益在社会中仍然保留着趋于社会公益的普遍的价值观念。社会所期望的和谐医患关系实质上也是对医学职业伦理关系的追问。但由于医患双方所处的环境、教育背景、文化背景、知识背景等差异，因而对医患关系及其相关内容的认知也会存在差异，并且不同层次的人群间的认知也可能存在差异。近年来，由于受医患纠纷影响，关于如何构建和谐医患关系的问题，一直以来都是各界专家和学者所关注的重要研究内容。医患关系的影响因素十分复杂，研究者多从经济、制度、社会、文化、法律等方面进行研究和分析，涵盖内容比较全面，并且对医疗体制的改革及和谐医患关系的构建提供了一定的支持。例如，国家和政府强调卫生事业的社会公益性，应当对全体公民的健康负责，并开始着手医疗制度的完善；在法律方面不断探索已发生的医患纠纷的解决方式，并且国家相关政策也对医患关系的调整提出了一些要求。但是，由于这些研究及措施都是从宏观政策层面来进行改善的，很难在短期内看到效果，而且是否能对和谐医患关系构建起到积极的作用，还需要对措施进行中长期的评价论证才能鉴定其效果。本研究基于实证调研资料，制定和完善了专门性的医师职业伦理原则，从医患双方对医师职业伦理的真实看法及感受出发，提出医师职业伦理的生命价值原则、善良（正当）原则、公平公正原则、合理性原则、诚信原则，并给予各原则相应的要素解释，将重要性的医学伦理思想融入原则的表述之中。医师在执业的过程中不仅有医疗体系制度的约束，专门性的职业伦理原则对医师也起到了积极的提示作用，这将有利于对医师医疗行为进行规范，有利于医疗机构在评价和监督医师职业道德及行为时制定具体的、可操作的实效评价工具。医师与职业伦理原则的关系体现为外在的行为表现和内在的素养培育，应纳入持续的医疗诚信体系的监督范畴，在督促医师遵守和执行的同时，更关注规范化的培训和案例引导，使医师群体在提供医疗服务的过程中有伦理原则作为实践的依据和解决问题的工具，而不仅仅体现为医疗管理中定期或不定期的行政评价手段。通过医师职业伦理原则及要素模型的构建和推广，健康的职业伦理思想在医疗工作者群体中得到普及，这将有利于协调医患关系，使医患关系朝着良好的方向发展。

（3）医-患-社视角构建医师职业伦理的社会动因模型

每一个社会人都是潜在的患者，因此社会大众需要了解、理解医师的职业价值和个人人格，信任医师的职业道德和从业水平。媒体和社会拥有对医院和医师的监督权利，在严防不良现象发生的同时，还要考虑到绝大多数医师的职业道德的影响因素。对医师的关注要多着眼于积极方面，正视医师价值对社会的意义，营造医疗行业的融洽环境。医师职业伦理价值应该可以体现为协调医患、医医、医社三方之间的关系，并使之和谐相处。为了更好地维护和改善医患关系、医医关系与医社关系，更好地保护人民群众的生命和健康，本研究从医-患-社三方视角来探索影响医师职业伦理的社会动因。

"医"的层面代表了医疗机构、医务工作人员及医疗行政管理人员，传统的医德评价更多的是针对医师个体，而很少针对整个医师群体，所以很少提及医医关系。但是随着现代医学的发展，医师群体之间的交流与合作越来越多，医疗服务需要团队协作才能发挥其优势效力。在现代社会中，医师群体之间不仅存在着合作关系，还存在竞争和淘汰。这种竞争关系中必然牵扯到医师的个人利益，同时这种关系的和谐与否也直接影响到患者利用卫生服务的质量。"患"的层面代表了患者及家属，医患之间的矛盾不利于社会和谐，不利于人民群众健康权的实现和整个社会健康水平的提升。从医患不同医师职业伦理需求探索社会动因，更加具有超前性，体现了医师职业群体的医德观念必须要考虑到患者利益优先。要从医患心理行为模式导致的伦理行为入手，才能够真正地使医师职业伦理原则起到约束、规范、限制和激励医师的作用，同时让作用发挥更好的整合和协调效果，解决医患之间存在的矛盾，协调医患关系。"社"的层面体现为社会的健康水平、社会保障体系等。结合当前社会发展的新特点、新要求，整个社会健康水平与医社之间有很大的关联，如医疗卫生资源的分配、社会文化对医疗环境的冲击、社会管理职能的转变等。医社关系也直接影响到医患关系，当前医患之间的矛盾、冲突增多，实质上就是医社之间的矛盾、冲突加剧的表现。从医师职业伦理原则构建中，也明显地感知到生命价值原则、善良（正当）原则、公平公正原则、合理原则及诚信原则都影响着社会的发展和进步。医师职业与社会要求必须相统一，社会要承担实现公民健康权的责任，医师也要在构建和谐社会的全局观念中体现社会价值。因此，政府应对医疗卫生事业要有更多的关注及投入，建立完善的社会医疗保障制度等，促进医社关系的建立。只有医社关系和谐，才能缓解医患之间的冲突，才能最终实现医患关系、医医关系及医社关系的共赢局面。

7.1.2　研究局限性

本研究以医师职业道德的伦理现象为实证样本，对医师职业道德相关利益主体进行调查研究，了解医患双方对于医师职业道德的伦理认知、伦理满意度及伦理需求情况，结合文献研究、访谈分析和理论探讨，提出了一些研究结论，构建了医师职业伦理原则及要素模型，在此基础上对医师职业伦理的社会动因进行了科学分析。但仍存在一些局限：由于时间、人力、成本等因素限制，本研究样本涉及地域及样本量不够全面，主要以山东省部分公立医院住院医师、护士、行政管理人员、住院患者及家属作为研究对象，没有涉及其他医疗机构、民办医院、政府或社会公众层面的实证调查，因此研究内容的深入程度有限，有待于进一步拓展；研究结论的推广和验证需要进一步实证研究，也需要更多试验组织和实证分析，研究结论也有待于在下一阶段的研究中不断加以修订和完善，以便得到更好推广。

➡ 7.2　未来相关研究的展望

7.2.1　从职业伦理视角构建和谐的医患关系

医师的职业道德和职业素养不仅体现在对待患者的态度层面，还关系到医院优质的医疗质量、医患关系的和谐及社会的稳定发展。职业伦理学引领我们从哲学辩证的视角关注到各相关利益群体的权利与义务，同时在医师职业的特殊性上考虑职业主观意识形态和伦理行为。

在医患关系中，如何从根本上解决医患纠纷。首先，改变医师的职业价值观偏差，依据职业伦理原则约束自己的执业行为，从而提高职业素养，提高医德水平。一方面，从医院管理的角度围绕职业伦理学的理念，组织开展职业伦理教育，定期举办培育良好医德医风的专题讨论，针对医师的现代化发展要求及《医师宣言》长期开展精神引领和职业规范化、常态化的培育工作；另一方面，根据不同医疗机构的实际需求及现实社会医患热点问题，对医师职业群体依据伦理原则进行适时、适当的伦理绩效评价。评价要减少行政色彩，突出利益相关群体的主观作用，并借鉴医师职业伦理的社会动因模型制定相关激励机制与奖罚措施，真正达到高效、公正、改善的目的。

其次，加强对患者就医道德的宣传。医患关系是双向的道德关系，除了医师要提升自己的职业素养，患者的就医行为也需要道德规范。一方面，在就医治疗的过程中医方要积极、耐心地引导患者主动参与治疗，这实质上也需要患者的信任和接纳作为前提，只有患者积极主动提供相关病史资料，全面地把自己的病症告知医师，并积极配合治疗，才可能获得更好的诊疗效果；另一方面，在发生医患纠纷或意见、行为冲突时，患者应冷静对待，顾全大局，理性分析责任归属问题，不应无理取闹或完全把责任推到医师身上，这样才能真正达到治疗的效果和目的。因此，只有双方共同努力提升自己的道德意识和修养，才能构建和谐的医患关系。

最后，各级政府应积极落实国家医疗政策，推动医学职业伦理规范化发展，避免医疗制度伦理失范。我国 2009 年启动的新一轮的医改，正是基于医疗机构的公益性的逐步淡化、医疗投入减少的大背景下公立医院商业化运营模式给医疗行业带来种种诟病而进行的改革。按照我国医药卫生体制改革方案的要求，合理控制医疗费用，为患者提供安全、有效、方便、价廉的医疗服务，这是医院应该履行的社会责任，也是医师职业群体应当具备的社会责任。如果制度无法保障医院的经济基础，经济效益就会成为医院逐利的目标，那么效益和医疗盈利只能来源于患者的消费。因此，利益的驱使便是激发部分医师、医院及药品（设备）生产商们结盟的原因，这使医疗行业成为市场化交易的暴利行业，对医师"救死扶伤"的职业声望产生了负面的影响。尽管这几年政府加大了对医疗卫生事业的投入，但还不能满足我国人民健康的需要，我国人口占世界的 20%，但卫生总费用仅占世界总额的 3% 左右。目前我国 70% 以上的医院都是公立医院，承担的服务量占全国医疗机构服务量的 80% 以上。政府投入长期不足、公立医院的公益性淡化，势必需要商业运作模式的补偿出现，这就使得社会居民的医疗卫生费用支出的比例加大。政府的主导地位应着眼于提供质优价廉的医疗服务，提高卫生事业公益性的意识，扩大医疗保险的覆盖面和实效性，降低各种医保个人支付比例，减轻患者的医疗费用负担，合理补偿公立医院医务人员的劳动所得，减轻医院的经营压力，维护和谐稳定的医疗环境，坚决打击伤害医务人员的违法行为，进一步健全医师法律制度和规章，从根本上防范医疗事故和医疗差错的发生。

7.2.2 加强人文教育，提高道德修养，进一步强化医院伦理文化实践

随着社会进步和人们对健康需求的转变，患者在知情同意权、参与诊疗权、保护个人隐私权等方面都提出了更高的要求。建立体现人文精神的医院管理体制，实现人性化的管理服务是各级医疗机构特别是公立医院管理的灵魂。伦理文化建设也是医院管理的重要领域，依据职业伦理的文化影响力发挥对医疗职业群体的激励作用是促进医患关系和谐，积极推动医院内部核心竞争力的重要途径。文化本身代表着基本的价值观念，对医疗机构内的发展有着不可或缺的支撑和引导作用。医疗机构加强伦理文化建设具有强大的精神导向价值，医院管理者要倡导关心和尊重每位员工并为其创建公平合理、公正民主的医院环境。在充满正能量的文化氛围中，医务工作人员的心理、情绪及职业信念都将得到稳定发展，从而产生奋发进取的精神力量。对医疗机构来说这就是自身核心价值观的体现，是凝聚力量、汇聚精神的有力武器。

医疗机构加强伦理文化建设需要建立在充分实践调查的基础上，了解各相关职业群体的工作现状及困境所在。通过各种形式的文化活动、主题教育，进行目标激励、精神与物质激励等，加强责任感、医学目标、职业伦理价值、服务意识、生命质量、社会医学等方面的教育培训，帮助医务工作人员进行正确的职业伦理认知，加强其组织归属感和职业认同感，增强其社会主义医疗卫生事业社会公益性质的意识。在实践中将医学职业伦理教育融入医德医风建设之中，不断提升医务工作人员的职业精神和人文素养，强化公益性的办院理念，体现医院的社会责任，消除逐利冲动，以提高医疗服务水平作为根本目标，不能利用医疗技术优势作为谋求经济利益的手段。成功的医院文化建设应当能够让医院内部的工作人员在医疗实践中不断关注自身的道德修养，做到职业行为自律、职业立场坚定，能够意识到医患双方是同属于医学伦理的共同体，他们在诊断、治疗、康复、预防和保健中具有一致的目标和意愿。

7.2.3　医学生职业伦理教育途径的探索

在当前社会发展的背景下，医学生的职业价值观不只是重视社会价值的实现，其在就业或专业选择上更加重视个人自我价值的实现。在这种情况下，医学院校应当正确地引导医学生树立正确的职业伦理价值观，明确医学职业伦理的要求，明确患者利益、社会利益都应当是个人利益发展的前提和目标。

目前我国医学生职业精神培养的相关研究，更多地仍然体现在医学人文课程的设置方面，基于本研究实证调查的分析，医学职业道德应该系统地内化为医学职业价值观。发挥思想政治课、医学伦理及专业课程的指导作用。首先，思政课程不光是对知识的学习，更重要的是树立学生正确的职业伦理价值观念，通过不断的理论实践，建立起个人的远大理想，树立成才意识和奉献精神；其次，在专业课程学习阶段不断渗透对职业发展中影响因素和就业趋势的客观分析，让学生明白在学习的过程中如何定位自身在将来工作中的位置，如何正确履行职业伦理规范，促进学生在学习专业知识的过程中不断塑造自我职业修养和职业价值观；最后，医学生职业价值观的培养不仅需要课程的合理设置，更需要亲身实践的体会和感悟。通过临床中的道德实践激发医学生自我主动的选择合乎伦理的职业行为，使学生清楚行为和结果之间的关系及影响因素。综上所述，医学生职业伦理教育是贯穿整个医师职业生涯的开端，也是非常重要的阶段，医学院校开展职业伦理教育是对医学生职业道德塑造的基础，是为医疗行业建立正确的医德医风，为医疗机构培育工作严谨、品格高尚的医学人才的重要环节。因此，医学院校更要将医学职业伦理教育融入医学生的生活和学习中去，不光使其具备职业道德理论上的认知，还要将职业道德体现到社会生活实践和医患关系当中。这也是未来医师职业道德教育途径研究需要继续探索的课题。

从职业伦理视角探讨医师职业道德的研究，目前在我国还处于初级阶段，相关的系统研究还不够完善。但从我国医患伦理现实需求可以预见，对此问题的关注不应仅仅局限于学术研究领域，还应引起社会和政府相关管理部门的重视。随着医学伦理学、职业伦理学及社会医学等研究的不断深入，针对当前医师职业伦理价值的研究仍将不断拓展。

附录 A

专家深度访谈提纲

一、课题访谈介绍

尊敬的老师：

您好！

本课题是基于构建我国医师职业伦理原则为研究目标，意图促进我国医师职业道德的发展与伦理制度的建设。在制定伦理原则之前，基于理论文献研究的成果，结合当前公立医院的医疗实践与医患关系现状，界定包含以人为本的生命价值、仁爱至善的德性价值、公平正义的社会公益价值、以义制利的医疗合理价值及医疗服务的诚信价值在内的 5 个方面的医师职业伦理价值研究范畴。访谈中我们还会做具体的相关介绍。

访谈材料将用于撰写研究报告，其后也可能将发表于属地学术刊物上。

我们对您的访谈，主要参照访谈提纲的内容，大致涉及您认为我国医师职业道德主要存在的问题以及您认为是否应该从伦理视角规范医师职业群体的执业行为。访谈时间 60 分钟以内。访谈材料将匿名，后续用于课题科学研究分析。课题对您提供的个人资料及相关信息将严格保密，绝不涉及个人隐私，请放心接受访谈。

感谢您对本课题的大力支持！

二、访谈提纲

（一）个人资料

性　　别：＿＿＿＿＿＿　年龄：＿＿＿＿＿＿　工作性质：＿＿＿＿＿＿

工作年限：＿＿＿＿＿＿　职称：＿＿＿＿＿＿　专　　业：＿＿＿＿＿＿

（二）访谈导入

大致介绍访谈的目的、课题的意义。

（三）提纲

主　　题	次　主　题
A. 伦理价值视角重构医师职业道德的内涵	A1. 人为本的生命价值
	A2. 仁爱至善的德性价值
	A3. 公平正义的社会公益价值
	A4. 以义制利的医疗合理价值
	A5. 医疗服务的诚信价值
B. 界定伦理原则	结合医师职业伦理价值访谈结果，提取共性原则
C. 您在工作实践中遇到的道德困境，可举例说明	
D. 对研究的其他意见和建议	

（四）结束语

　　表示感谢，并留下联系方式，希望访谈对象如果有新的想法或建议可以保持联系。

附录 B

《医师职业伦理原则及要素模型构建》专家咨询问卷

尊敬的各位专家:

您好!

我们正在进行"医师职业伦理原则及要素模型构建"课题的研究。本研究从医师职业伦理价值的视角,进一步对医师职业伦理的价值做出质性的分析和聚类。基于现实公立医院的医疗实践界定符合当前我国和谐社会发展路线的医师职业伦理范畴,提出构建医师职业伦理原则及要素模型的思路,并通过专家深度访谈获得相关的资料。因此,我们根据前期研究的成果特意设计了这份问卷,从 5 个维度出发,也就是从 5 项伦理原则的不同伦理视角进行要素描述性分析,提取出 19 个(F1~F19)要素,并由 22 个(Y11~Y54)要素描述来进行解释。请您对我们设计的医师职业伦理原则维度及要素做出评价(如下表所示),请您对您认为重要的维度及要素进行相应的评价,并为我们的方案提出宝贵的意见。

衷心地感谢您的支持与合作!

山东第一医科大学
医药管理学院公共管理系

请根据您的感受和实际情况，对以下每个维度及要素进行选择（请在相应的答案下方空格处打"√"）。

维度（V）	要素（F）	要素描述（Y）	很不重要	较不重要	不重要	较重要	很重要
生命价值原则(V1)	尊重(F1)	对患者表示尊重（包括尊重患者的文化、职业、年龄、性别、性取向、宗教信仰、是否残疾等）(Y11)					
	奉献(F2)	奉献、自我牺牲(Y12)					
	不伤害(F3)	任何情形不得拒绝急救处置(Y13)					
		采取有利于生命安全的正确行动避免错误（Y14）					
	可持续(F4)	可持续的生命及健康促进及教育（Y15）					
善良（正当）原则(V2)	有利(F5)	优先满足患者的需要、个人利益其次(Y21)					
	同情(F6)	对患者及其处境表示同情(具有同理心、共情)(Y22)					
	正当(F7)	拒绝（药品、设备）回扣(Y23)					
		拒绝红包(Y24)					
		不开大处方、人情处方(Y25)					
	平等对待(F8)	平等对待任何患者(Y31)					
		平等沟通(Y32)					
公平公正原则(V3)	正义分配(F9)	正义分配卫生资源（合理用药、适当处理病情）(Y33)					
		合理用药、制定诊疗方案(Y34)					
	患者认同(F10)	被患者认同、认可、接受(Y35)					
	同行监督(F11)	愿意接受评价监督（上级、同行、患者、自我）(Y36)					

续表

维度(V)	要素(F)	要素描述(Y)	重要程度					
			很不重要	较不重要	不重要	较重要	重要	很重要
合理性原则(V4)	合理关注(F12)	合理关注患者的个人身体、心理、社会适应能力(Y41)						
	合理沟通(F13)	合理与患者及家属、同行(医技、医护)沟通(Y42)						
	行为合理(F14)	医疗行为合理(缓解患者的痛苦、减轻经济负担)(Y43)						
	目的合理(F15)	医疗目的合理(强调医师职业价值观)(Y44)						
诚信原则(V5)	隐私保护诚信(F16)	保护患者的隐私(Y51)						
	告知诚信(F17)	维护患者知情同意权、如实告知用药、手术风险及有可能的不良反应(Y52)						
	医疗证明诚信(F18)	如实填写医疗档案、开具医疗证明(Y53)						
	责任诚信(F19)	进一步在管理制度中规范承担诚信责任的动能(Y54)						

表 B-1 专家填表的判断依据

判 断 依 据	专家自我评价（依据程度）		
	大	中	小
工作经验			
理论分析			
参考国内外资料或同行了解			
直观感觉			

表 B-2 专家对填表内容的熟悉程度

熟 悉 程 度	很 熟 悉	熟 悉	了 解	不 清 楚
专家自评				

问卷至此结束，感谢您的辛苦付出和大力支持！

附录 C

《公立医院住院医师职业伦理满意度及伦理需求情况的患者调查问卷》

尊敬的患者：

您好！

首先，非常感谢您接受我们的问卷调查。我们正在进行"公立医院住院医师职业伦理现状及社会动因"课题的研究。医师职业伦理现状是我国公立医院发展和改革的重要层面，也是促进和谐医患关系，推进医疗服务质量的关键环节。课题在前期做了大量的文献及理论调查，并针对我国医疗服务及医患关系的现状进行了相关专家访谈与咨询，科学构建了医师职业伦理原则及要素。我们特意根据前期研究的成果设计了这份问卷，旨在了解您在住院期间对医师职业伦理现状以医师执业行为的满意程度及需求情况。为此我们编制了《公立医院住院医师职业伦理满意度及伦理需求情况的患者调查问卷》，请您根据您的实际情况对问卷中的问题如实做出回答。

本问卷的相关资料绝对保密，您的意见将是我们研究的重要依据。调查以无记名形式进行，不涉及个人隐私，答案无所谓对错，请表达您的真实想法和看法。

衷心感谢您的大力支持！

山东第一医科大学

医药管理学院公共管理系

请根据您的感受和实际情况，对以下每个项目的满意程度和需求程度进行选择（请在相应的答案下方空格处打"√"）。

维度（v）	项目	满意程度						需求程度					
		很不满意	较不满意	不满意	较满意	满意	很满意	很不强烈	较不强烈	不强烈	较强烈	强烈	很强烈
生命价值原则（V1）	对患者表示尊重（包括尊重患者的文化、职业、年龄、性别、性取向、宗教信仰、是否残疾等）（Y11）												
	奉献、自我牺牲（Y12）												
	任何情形不得拒绝急救处置（Y13）												
	采取有利于生命安全的正确行动/避免错误（Y14）												
	提供可持续的健康教育（Y15）												
善良（正当）原则（V2）	优先满足患者的需要，个人利益其次（Y21）												
	对患者及其处境表示同情（具有同理心，共情）（Y22）												
	拒绝（药品、设备）回扣（Y23）												
	不开大处方、人情处方（Y24）												
	拒绝红包（Y25）												
公平公正原则（V3）	平等对待任何患者（Y31）												
	正义分配卫生资源（合理用药、适当处理病情）（Y32）												
	被患者认同、认可、接受（Y33）												
	愿意接受评价监督（上级、同行、患者、自我）（Y34）												
合理性原则（V4）	合理关注（包括关注患者的文化、年龄、性别及残疾状况等）（Y41）												
	合理沟通（积极、有效、主动的医患沟通）（Y42）												
	医疗行为合理（缓解患者的痛苦、减轻患者经济负担）（Y43）												
	医疗目的合理（强调医师职业价值观）（Y44）												

续表

维度（v）	项目	满意程度						需求程度					
		很不满意	较不满意	不满意	较满意	满意	很满意	很不强烈	较不强烈	不强烈	较强烈	强烈	很强烈
诚信原则（V5）	保护患者的隐私（Y51）												
	维护患者知情同意权，如实告知用药、手术风险及有可能的不良反应（Y52）												
	如实填写医疗档案、开具医疗证明（Y53）												
	主动承担责任（不规避责任）（Y54）												

您对于医师职业道德及执业行为方面还有什么想对我们说的，请写在下面，也可以直接与我们的调查员交流。

_____

_____

_____

_____

_____

问卷至此结束，感谢您的辛苦付出和大力支持！

附录 D

《公立医院住院医师职业道德评价的认知程度调查问卷》

您好!

首先,非常感谢你接受我们的问卷调查。我们正在进行"公立医院住院医师职业伦理及社会动因"课题的研究。我们特意根据前期的研究成果设计了这份问卷,旨在了解您对医师职业道德评价的认知情况。

本问卷的相关资料绝对保密,您的意见将是我们研究的重要依据。调查以无记名形式进行,不涉及个人隐私,答案无所谓对错,请表达您的真实想法和看法。

衷心感谢您的大力支持!

(请在你认为最合适的答案上打"√";如有不同的想法,也可以直接写在调查问卷上)

A 您的基本资料

A1. 性别:A 男 B 女

A2. 工作性质:A 医师   B 护士 C 行政人员 D 其他

B 您眼中的医师职业道德评价

B1. 您对医师职业道德评价的内涵或概念了解吗?

A 非常了解

B 有一定了解

C 一般

D 略有了解

E 丝毫不了解

B2. 您经历的或您理解的医德评价是怎样的？

A 行政管理手段

B 改善医疗服务质量评价必要途径

C 形式大于内容的工作

D 德在人心，不好评价

E 其他_____

B3. 您对《新世纪的医师职业精神——医师宣言》熟悉吗？

A 非常熟悉

B 对内容有一点了解

C 听说过，但不熟悉具体内容

D 略有耳闻

E 完全没听说过

B4. 您认为您所在的单位有无必要定期开展医师职业道德评价？

A 非常有必要

B 有一定的必要

C 可有可无

D 必要程度不大

E 完全没有必要

B5. 您认为在单位开展医师职业道德评价的重要性如何？

A 非常重要

B 有一些重要

C 一般

D 略重要

E 丝毫不重要

B6. 您是否参与过职业道德评价（包括被评价、评价他人）？

A 是

B 否

B7. 您对现行医师职业道德评价的满意度如何？

A 非常满意

B 较满意

C 一般

D 不太满意

E 非常不满意

B8．您认为医师职业道德评价对医师的职业发展有无影响？

A 影响非常大

B 有一定影响

C 一般

D 没什么影响

E 影响很小

B9．您认为医师职业道德评价对医师的执业行为产生激励作用的程度是怎样的？

A 作用非常大

B 有一定作用

C 一般

D 没什么作用

E 没有作用

B10．您认为医师职业道德评价对改善医患关系的作用程度是怎样的？

A 作用非常大

B 有一定作用

C 一般

D 没什么作用

E 没有作用

B11．您对医师职业道德评价的伦理原则（如生命价值原则、善良正当原则、公平公正原则、合理性原则）了解程度如何？

A 非常了解

B 有一定了解

C 一般

D 略有了解

E 丝毫不了解

B12．您对医师职业道德评价的指标体系了解吗？

A 非常了解

B 有一定了解

C 一般

D 略有了解

E 丝毫不了解

B13. 您认为目前医师职业道德评价存在的主要问题是什么？（可多选）

A 没有规范化评价

B 没有考虑维护医师的个人利益

C 应付和防卫的心理，使评价趋于功利主义

D 真实有效性难以保证

E 缺少对医师职业的尊重

F 其他_____

B14. 您认为医师职业道德是否需要规范化培训？

A 非常有必要

B 有一定的必要

C 可有可无

D 必要程度不大

E 完全没有必要

B15～B19，以下医师执业应遵守的伦理原则请按照您所认为的重要程度标注在下表中。

伦理原则	重要程度				
	A 非常重要	B 较重要	C 一般	D 较不重要	E 非常不重要
B15. 生命价值原则					
B16. 善良（正当）原则					
B17. 公平公正原则					
B18. 合理性原则					
B19. 诚信原则					

B20. 关于医师职业道德评价您还有什么想法和建议请留言给我们。

_____

_____

最后，感谢您的支持和配合！☺

附录 E

医德利益相关对象深度访谈提纲

一、课题访谈介绍

尊敬的老师：

您好！

本课题是基于前期关于我国医师职业伦理现状的调查研究的相关结论，想要进一步了解目前影响我国医师职业道德的社会动因。在本次访谈之前，基于理论文献研究和实证调研的成果，结合当前公立医院的医疗实践与医患关系现状，已经对医师职业伦理价值研究范畴及伦理原则做出了界定。访谈中我们还会做具体的相关介绍。

访谈材料将用于撰写研究报告，其后也可能将发表于属地学术刊物上。

我们对您的访谈，主要参照访谈提纲的内容，大致从职业立场、职业态度、职业素养以及职业发展等角度讨论我国医师职业道德主要存在哪些方面的影响因素，以及您认为是否应该从伦理视角规范医师职业群体的执业行为。访谈时间 60 分钟以内。访谈材料将匿名，后续用于课题科学研究分析。课题对您提供的个人资料及相关信息将严格保密，绝不涉及个人隐私，请放心接受访谈。

感谢您对本课题的大力支持！

二、访谈提纲

（一）个人资料

性　　别：＿＿＿＿＿＿＿年龄：＿＿＿＿＿＿＿工作性质：＿＿＿＿＿＿＿

工作年限：＿＿＿＿＿＿＿职称：＿＿＿＿＿＿＿专　　业：＿＿＿＿＿＿＿

（二）访谈导入

大致介绍访谈的目的、课题的意义。

（三）提纲

主　题	次　主　题
A．医师职业立场方面	A1．对医师职业立场的理解
	A2．医师坚定医师职业立场的现状
	A3．影响医师职业立场的社会因素
B．医师职业态度方面	B1．对医师职业态度的理解
	B2．医师职业态度的表现：病患、同行、社会责任
	B3．影响医师职业态度的社会因素
C．医师职业素养方面	C1．对医师职业素养的理解
	C2．医师职业素养的表现
	C3．影响医师素养的社会因素
D．医师职业发展方面	D1．对医师职业发展的理解
	D2．医师职业发展的现状及困境
	D3．影响医师职业发展的社会因素
E．对研究的其他意见或建议	

（四）结束语

表示感谢，并留下联系方式，希望访谈对象如果有新的想法或建议可以与我们保持联系。

参考文献

[1] 倪愫襄. 伦理学导论[M]. 武汉：武汉大学出版社，2002.

[2] 亚里士多德. 尼各马可伦理学（注释导读本）[M]. 邓安庆，译. 北京：人民出版社，2010.

[3] JacquesP. Thiroux，Keith W. Krasemann. Ethics Theory and Practice[M]. Pearson Education（US），2008.

[4] 崔宜明. 中国伦理十二讲[M]. 重庆：重庆出版社，2008.

[5] 黑格尔. 法哲学原理[M]. 王哲，等译. 北京：北京出版社，2007.

[6] 徐玉梅，杨萍. 和谐医德观研究[M]. 青岛：中国海洋大学出版社，2014.

[7] 马克思，恩格斯. 马克思恩格斯全集（第 19 卷）[M]. 北京：中国人民大学出版社，1989.

[8] 朱贻庭. 伦理学大辞典[M]. 上海：上海辞书出版社，2010.

[9] 雅克·蒂洛，基思·克拉斯曼. 伦理学与生活（第 9 版）[M]. 程立显，刘建，等译. 北京：世界图书出版社，2008.

[10] 边沁. 道德与立法原理导论[M]. 时殷弘，译. 北京：商务印书馆，2006.

[11] 哈贝马斯. 在事实与规范之间[M]. 北京：三联书店，2003.

[12] Rita Charon. 叙事医学：尊重疾病的故事[M]. 郭丽萍，译. 北京：北京大学出版社，2015.

[13] 罗纳德·蒙森. 干预与反思：医学伦理学基本问题[M]. 林侠，译. 北京：首都师范大学出版社，2010.

[14] 周志新. 医师职业精神的伦理学建构[M]. 北京：科学出版社，2016.

[15] 戴维·罗斯. 正当与善[M]. 林南，译. 上海：上海译文出版社，2008.

[16] 康德. 实践理性批判[M]. 关文运，译. 北京：商务印书馆，1960.

[17] Richard L. Cruess. 医学职业精神培育[M]. 刘惠军，等译. 北京：北京大学医学出版社，2013.

[18] 何怀宏. 伦理学是什么[M]. 北京：北京大学出版社，2002.

[19] Lawrence C. Becker，Encyclopedia of Ethics[M]. VolI，New York：Garland Publishing，Inc. 1992.

[20] 孙福川. 伦理精神——医学职业精神解读及其再建设的核心话语[J]. 中国医学伦理学，2006，19（6）：13-17.

[21] 夏湘远. 义务、良心、自由：道德需要三层次[J]. 求索，2000，（3）：84.

[22] 尧新瑜. "伦理"与"道德"概念的三重比较[J]. 伦理学研究，2006，（4）：21-25.

[23] 李大平. 医患关系的利益冲突与平衡[J]. 医学与哲学，2005，26（4）：44-45.

[24] 王韵桥，蒋筱，罗利，等. 从如何约束社会舆论各参与主体探讨和谐医患关系的建立[J]. 中国社会医学杂志，2019，36（3）：234-236.

[25] Sylvia R. Cruess，Sharon Johnston，Richard L. Cruess. "Profession"：A Working Definition for Medical Educators[J]. Teaching and Learning in Medicine：An International Journal：2004，16（1）：74-76.

[26] Zoherh Vanaki，Robabeh Memarian. Professional Ethics：Beyond the Clinical Competency[J]. Journal of Professional Nursing，2009，25（5）：285-291.

[27] 赵琪，赵迎欢. 当前医德建设困境的分析及对策[J]. 中国医学伦理学，2010，23（6）：12-14.

[28] Leape LL，Shor MF，Dienstag JL，et al. Perspective：a culture of respect，part 1：the nature and causes of disrespectful behavior by physicians[J]. Acad Med. 2012，87（7）：845-852.

[29] Haraldsson P，Jonker D，Rolander B，et al. Areskoug-Josefsson K. Structured Multidisciplinary Work Evaluation Tool （SMET）：Reliability testing of a multidisciplinary/multifactorial work questionnaire. [J]. Work（Reading，Mass.），2019，62（2）：287-297.

[30] 王禹尧，邱亨嘉，缪家清，等. 深圳市三级综合医院临床医师职业倦怠现状与影响因素研究[J]. 中国医院，2019，23（3）：22-24.

[31] 万萍，陈文玲．南昌市妇产科医师职业认同与共情疲劳的相关性分析[J]．职业与健康，2019，35（5）：647-650．

[32] 卢颖．新时期全科医师职业精神的影响因素及建设[J]．临床医药文献电子杂志，2019，6（24）：195．

[33] 马晴，王高玲，王丽，等．医师工作满意度调查——以上海市某大型公立医院为例[J]．中国研究型医院，2019，6（2）：42-47．

[34] 周荣华．社会信用体系建设中的若干问题[J]．唯实，2019（5）：68-71．

[35] 胡秀忠，华琳．我国泌尿外科医师职业满意度调查及其影响因素分析[J]．中国医院管理，2019，39（6）：41-59．

[36] 陈恺．互联网时代对精神科医师职业精神的挑战与应对[J]．医学与哲学，2019，40（9）：43-47．

[37] 卢丽，毛艳．国内外医师职业精神研究进展[J]．中国医学伦理学，2019，32（6）：792-797．

[38] 梁韵，郭海燕．武汉市3所三甲医院规培医师职业倦怠对医患关系的影响[J]．医学与社会，2019，32（6）：103-106．

[39] 聂景旺，张秀芹．临床医师职业疲劳与职业倦怠的关系研究[J]．中国当代医药，2019，26（17）：194-196．

[40] 单兆臣．口腔临床实习医师职业暴露防护现状和教育策略[J]．北京口腔医学，2019，27（3）：173-175．

[41] 钟小钢，刘艺昀，蒲俊材，等．我国神经内科医师职业倦怠及一般心理健康状况的区域差异研究[J]．现代预防医学，2019，46（15）：2713-2719．

[42] 陈志红，杨丽芳．临床医师职业相关心理问题探析[J]．医学与哲学，2019，40（20）：59-62

[43] 刘进田．诚信价值的至要性及其制度化优势[J]．马克思主义哲学论丛，2016（3）：310-322．

[44] 沈伟鹏．诚信治理重在"能褒善贬"[N]．光明日报，2015-09-07（11）．

[45] 孙柳．内生与外化："诚信"价值取向的效应结构[J]．江南大学学报（人文社会科学版），2013，12（1）：40-44．

[46] 方燕君. 医患诚信价值探析[J]. 医院管理论坛，2006（4）：32-59.

[47] 庄艳，刘国强. 诚信价值的认知及取向[J]. 山东工商学院学报，2006（6）：112-115.

[48] 于江丽. 诚信价值的哲学审视[J]. 牡丹江师范学院学报（哲学社会科学版），2006（5）：19-20.

[49] 田露，蒲俊材，刘艺昀，等. 我国神经内科医师职业倦怠亚型分布状况调查[J]. 医学与社会，2019，32（11）：69-73.

[50] 陈燕华，饶线明，潘志明，等. 多模式带教在提高住院医师岗位胜任力中的作用[J]. 中国继续医学教育，2019，11（33）：53-55.

[51] 臧慧. 广西住院医师规范化培训学员职业倦怠现状及影响因素研究[D]. 广西医科大学，2019.

[52] 王黎兰.《中医药法》视野下的中医师职业发展研究[D]. 福建中医药大学，2019.

[53] 邓婉君. 广东省公立医疗机构儿科医师职业认同、工作满意度与离职倾向的现状及关系研究[D]. 南方医科大学，2019.

[54] 朱闻天. 江苏省小儿外科医师职业满意度调查和职业疲劳因素分析[D]. 东南大学，2019.

[55] 倪宏伯. 湖南省住院医师规范化培训现状评价[D]. 南华大学，2019.

[56] 程红群. 非合理医疗行为的伦理探讨[J]. 中国医学伦理学，2011，24（2）：162-163.

[57] 张瑞宏. 基于德性伦理学的医学道德教育价值目标探析[C]. 中华医学会、中华医学会医学伦理学分会. 中华医学会医学伦理学分会第十九届学术年会暨医学伦理学国际论坛论文集. 中华医学会、中华医学会医学伦理学分会：中国自然辩证法学会医学与哲学杂志社，2017：554-557.

[58] 陈会林. 以义制利：儒家伦理的合理内核[J]. 沙洋师范高等专科学校学报，2001（2）：22-24.

[59] 郭建新. 构建和谐社会的道德价值取向[N]. 光明日报，2005-04-05（11）.

[60] 韩庆祥. 以人为本的科学内涵及理性实践[J]. 河北学刊，2004（3）：67-63.

[61] 范旭颖．论以人为本生命价值观及其在医学人文关怀中的实现[D]．河北师范大学．2011．

[62] Dickstein E，Erlen J，Erlen JA．Ethical Principles Contained in Currently Professed Medical Oaths [J]．Academic Medicine，1991，66：622-624．

[63] Andrew D．Lawson．What is Medical Ethics[J]．Trends in Anaesthesia and Critical Care，2011，1（1）：3-6．

[64] Michele Lachowsky．Medical ethics：the patient-doctor relationship[J] European Journal of Obstetrics & Gynecology and Reproductive Biology，1999，85（1）：81-83．

[65] 陈旻，叶丽频．加强医学伦理再教育以促进医师职业精神提升[J]．中国医学伦理学，2019，32（1）：107-110．

[66] 张水娟，郭发刚，杨璐，等．提升全科住培医师职业认同感的实践探索[J]．中国医学伦理学，2019，32（2）：255-259．

[67] 吕克琦．基于医师职业精神分析的医院文化建设对策研究[J]．连云港职业技术学院学报，2018，31（4）：50-52．

[68] 金琳雅，尹梅．医师职业压力与医患关系现状分析——以神经内科医师的调研为例[J]．中国医学伦理学，2016，29（6）：948-951．

[69] 郑文．鼓励医师办诊所离不开制度规范[N]．中国商报，2019-05-16（2）．

[70] 许宁．卓越医师职业精神教育模式改革探讨[J]．继续教育，2018，32（8）：62-63．

[71] 郑威，吴占勇，张艳云．基于中国传统文化的医师职业精神培育路径探析[J]．医学与社会，2018，31（9）：85-87．

[72] 薛东波，王强，马骉，等．住院医师规范化培训实践中职业精神的培养[J]．中国继续医学教育，2018，10（26）：8-10．

[73] 陈恺．部分亚洲国家和地区医师职业精神发展概述及与欧美国家差异的研究[J]．医学与哲学（A），2018，39（9）：51-68．

[74] 李宁宁，夏金堂，徐学虎，等．外科住院医师职业道德和沟通能力的360度评价[J]．中国继续医学教育，2018，10（32）：3-5．

[75] 叶丽频. 医师职业道德认知发展与教育——基于认知发展阶段理论的分析 [C]. 中国心理学会，2018：1379-1380.

[76] 杨嘉麟. 公立三甲医院青年医师工作压力对工作绩效和心理健康的影响研究[D]. 华东师范大学，2018.

[77] ABIM 基金，ACP-ASIM 基金和欧洲内科医学联盟倡议. 新世纪的医师职业精神——医师宣言[J]. 中华医学教育杂志，2006，2（26）：1-2.

[78] 袁田田，袁坤. "大医精诚"伦理思想渐渍化导下高等医学院校的职业道德教育[J]. 教育观察，2019，8（27）：41-67.

[79] 孙福川. 医学人本论：医患和谐的伦理之根——兼论"医生也是人"[J]. 中国医学伦理学，2019，32（9）：1103-1108.

[80] 马朴. 培养"温暖的医学生"的内涵及必要性[J]. 教育教学论坛，2019（36）：52-53.

[81] 吴晓兵，张巍，刘霞. 大健康人文理念融入医学生思想政治教育研究[J]. 山西高等学校社会科学学报，2019，31（8）：90-93.

[82] 石顺旺. 用医改托起医德[N]. 河南日报，2019-08-20（4）.

[83] 杨宇飞. 国医大师孙光荣：尽绵薄之力施仁术仁心[N]. 经济参考报，2019-08-16（7）.

[84] 高杨，曹文超，王廷华. 新时代加强医学生医德培养的现实意义与价值[J]. 中国中医药现代远程教育，2019，17（15）：146-148.

[85] 陈日兰，廖子龙，汪国翔，等. 从"中国梦"角度浅谈高校医学生职业道德教育的实践路径[J]. 教育观察，2019，8（19）：23-29.

[86] 王旋. 医德医风建设与医学生职业道德建设研究[J]. 才智，2019（19）：38.

[87] 张美玲，臧涛. 医学生职业素养与就业能力培养现状及提升策略研究——以新乡医学院为例[J]. 科技视界，2019（19）：240-242.

[88] 黄凌. 社会主义核心价值观指导下的医学生多元化职业道德教育模式探索[J]. 科教导刊（下旬），2019（6）：81-82.

[89] 段逸山. 医者贵有惭愧之心[J]. 上海中医药杂志，2019，53（6）：85.

[90] 李微希，马雪娇."医德是医生的灵魂"——"90后"麻醉科医生张艳萍与91岁国医大师段亚亭的对话[J]. 当代党员，2019（11）：28-30.

[91] 张雁灵. 用自律与他律锤炼医者的职业道德[J]. 中国医学人文，2019，5（5）：5-7.

[92] 郭毅然. 论医学生职业道德态度的"预防接种"[J]. 医学与哲学，2019，40（9）：48-50.

[93] 黄殷殷，成诚."大医精诚"思想对惠世医学人文建设的理论价值[J]. 品牌研究，2019（1）：87-94.

[94] 张立东，肖翔. 中蒙医医德思想比较研究[J]. 疾病监测与控制，2019，13（1）：31-33.

[95] 白燕，宋梅，刘华，等. 儒家生命伦理在医养结合中的应用[J]. 中国医学伦理学，2019，32（1）：91-94.

[96] 姜珊，安康，赵莹. 由两篇经典伦理学文献探究中外医德观的异同[J]. 中国医学人文，2019，5（1）：13-15.

[97] 张磊，潘荣华. 加强青年医务人员医德医风建设的思考[J]. 锦州医科大学学报（社会科学版），2018，16（4）：35-38.

[98] 林恒大，李娜，赵龙君，等. 医院医德医风建设的实践与对策研究——以中部某公立医院为例[J]. 经济师，2018（11）：243-244.

[99] 何翠媛，甘霖，陈书涵，等. 敬畏生命观在医学生职业发展中的价值研究[J]. 中国社会医学杂志，2018，35（5）：474-476.

[100] 游小留. 医学精神引领下思想道德修养与法律基础课教学改革有效性的实践探索——以福建医科大学为例[J]. 中国高等医学教育，2018（10）：60-61.

[101] 张雁灵. 以医者的名义[J]. 中国医学人文，2018，4（9）：5-6.

[102] 姜珊.《医德十二箴》与"医家五戒十要"，中西方医学先贤医德思想对比[C]. 山东省医学伦理学学会. 山东省医学伦理学学会第十一届学术年会暨第四届理事会第五次会议论文集. 山东省医学伦理学学会：山东省医学伦理学学会，2018：16-22.

[103]刁传秀，徐玉梅. 发展性评价在卓越医学人才医德素质培养中的必要性和可行性分析[J]. 中国医学伦理学，2017，30（10）：1285-1292.

[104]陈皓，兰候翠，刘伶俐. 公民核心价值理念指导下医师职业精神的培养[J]. 中国医学伦理学，2018，31（9）：1190-1193.

[105]于建星，于有为. 医生身份认同及其职业精神退化的现代性阐释——兼论重建和谐医患关系中医生的责任[J]. 医学与哲学，2018，39（9）：59-62.

[106]沈振亚. 医患关系伦理研究[D]. 苏州大学，2018.

[107]林渺泉. 医师职业倦怠与其医患关系状况的相关性研究[D]. 广州医科大学，2018.

[108]林渺泉，刘俊荣. 医师职业倦怠与其医患关系的相关性研究[J]. 广州医科大学学报，2018，46（2）：94-98.

[109]陆人杰，孙青，曹琪，等. 医院青年医师职业压力现状[J]. 解放军医院管理杂志，2018，25（1）：1-5.

[110]胡晓媛，尚婷，盖冰雁. 医师职业精神现状与挑战——基于新疆某医院的调查[J]. 医学与哲学，2018，39（1）：43-45.

[111]石晓兰，李文秀，秦岭，等. 医师职业精神测量与评价体系研究进展[J]. 中国医学伦理学，2017，30（9）：1137-1141.

[112]赵金萍，戴晓晖，刘云章，等. 涉医暴力的法伦理学探析[J]. 中国医学伦理学，2017，30（5）：586-625.

[113]刘梦明，王忠，秦江梅. 公立医院医师工作倦怠影响因素分析[J]. 中国病案，2012，13（3）：47-48.

[114]戴晓娟. 提高医师基本技能和职业素质构建基层医院和谐医患关系[J]. 求医问药（下半月），2012，10（3）：623-624.

[115]熊楠楠，杜萍，吕丽娜，等. 影响美国医患关系的相关制度及其对我国的启示[J]. 中国医学伦理学，2011，24（6）：730-732.

[116]袁蕙芸，崔文彬，陈佩. 上海部分医院医师职业精神现状分析[J]. 中国医学伦理学，2011，24（5）：588-591.

[117]孟哲．论医师职业精神的促进因素[J]．求医问药（下半月），2011，9
（7）：55．

[118]李菊萍．医师裁量权与患者决定权的冲突与协调[J]．医学与哲学（人文
社会医学版），2010，31（9）：57-64．

[119]刘勇．论医疗合同中的医师说明义务[J]．南京社会科学，2009（7）：
125-128．

[120]韦嫚．防御性医疗行为的研究[D]．重庆医科大学，2009．

[121]殷大奎．人文医学精神与医师职业责任[J]．中国医学伦理学，2009，22（2）：
3-6．

[122]秦怡．病人对知情同意及医患关系满意度的调查研究[D]．大连医科大学，
2009．

[123]孟宪志，王冰，刘连新．医学生的新挑战：医师职业精神与医患沟通[J]．中
国医学伦理学，2009，22（1）：81-135．

[124]丁珠林，姜天一．职业"生态"与个人素质亟待"双修"[J]．中国卫生，
2008（12）：28-31．

[125]殷大奎．新世纪医师职业精神——医师宣言[J]．中国社区医师，2006
（22）：1．

[126]李文刚，舒玲华．论医学美容医师的职业素质[J]．医学与社会，2003（2）：
30-31．

[127]陈玮，龚震晔．住院医师职业素养与组织承诺相关性研究[J]．中国医院
管理，2015，35（3）：28-31．

[128]颜世军，刘冬，高占东．中美住院医师培训制度的外部环境比较分析[J]．中
国卫生人才，2014（11）：87-90．

[129]王雪文，金利国，沈梦雯．住院医师规范化培训视域下的住院医师职业精
神自觉性培养研究[J]．中医药管理杂志，2014，22（9）：1504-1508．

[130]陈玮，项彦聪，费健．住院医师职业素养测评量表的信效度研究[J]．中国
医院管理，2014，34（5）：48-50．

[131]连铸淡，苏艳华，郑鸣. 高层次临床医师培养途径探新[J]. 福建医科大学学报（社会科学版），2012，13（1）：48-51.

[132]李恩昌，刘海客. 中美医师执业精神高层研讨会侧记[J]. 中国医学伦理学，2006，（6）：31.

[133]张大庆，程之范. 医乃仁术：中国医学职业伦理的基本原则[J]. 医学与哲学（人文社会科学版），1999，20（6）：39-41.

[134]杜治政. 走出医学伦理困境：要规则，也要德性[J]. 中国医学伦理学，2016，29（6）：917-924.

[135]杜治政. 梳理·整合·开拓·坚守——医学伦理学的回顾与思考[J]. 中国医学伦理学，2018，（31）：410-419.

[136]李红文. 医学伦理学应该实现本土化发展[J]. 中国医学伦理学，2017，30（3）：294.

[137]宋希仁. 道德观通论[M]. 北京：高等教育出版社，2002.

[138]乐虹，魏俊丽. 我国医患关系的双方认知比较研究[D]. 华中科技大学，2011.

[139]涂尔干. 职业伦理与公民道德[M]. 渠敬东，译. 北京：商务印书馆，2015.

[140]杜治政. 医学伦理学探新[M]. 郑州：河南医科大学出版社，2000.

[141]李功迎. 医患行为与医患沟通技巧[M]. 北京：人民卫生出版社，2012.

[142]章志光. 社会心理学[M]. 北京：人民教育出版社，2008.

[143]Frdidson E. Professionalism：The Third Logic. Chicago[M]，IL：University of Chicago Press. 2001.

[144]Project of the ABIM Foundation，ACP-ASIM Foundation，and European Federation of Internal Medicine. Medical Professionalism in the New Millennium：A Physician Charter[C]. Ann Inter Med. 2002，136（3）：243-246.

[145]Hilton S. Medical Professionalism：how can we encourage it in our students[J]. The Clinical Teacher. 2004（1）：69-73.

后记

医学的本质决定了医师从走上工作岗位起，就应该秉持救死扶伤的职业信仰。患者是医师的服务对象，维护患者利益是医师的首要责任。职业的特殊性，决定医务工作者必须要接触高风险的医疗环境。例如，抗击非典时期，有许多医务工作者冒着被传染的危险走到第一线，促使他们在个人生存利益和职业责任中做出忘我选择的，正是坚定的职业信仰。救死扶伤是医师的职责所在，是医师与医疗机构承担的人道主义责任。对于一名医务工作者来讲，从职业生涯开始的那一天起，"救死扶伤"这一人文主义精神便成了其所坚守的职业信仰。救死扶伤的职业信仰要求医师对病患要有责任心。患者的存在是医师职业存在的依据，对患者缺乏责任心，就是在亵渎着自己的职业。医师的职业责任包括对患者的责任和对社会的责任，救死扶伤、解除病患是医务工作者的分内之事，也应该成为每一个医务工作者的行为准则。一个有职业信仰的医师，对医师这一职业的热爱是一种发自内心的道德情感，并且愿意付出更多时间、精力，甚至生命的代价来服务自己的岗位。

习近平总书记在 2016 年召开的全国卫生与健康大会的重要讲话强调："没有全民健康，就没有全面小康。要把人民健康放在优先发展的战略地位，以普及健康生活、优化健康服务、完善健康保障、建设健康环境、发展健康产业为重点，加快推进健康中国建设，努力全方位、全周期保障人民健康，为实现'两个一百年'奋斗目标、实现中华民族伟大复兴的中国梦打下坚实健康基础。"健康是促进人的全面发展的必然要求，是经济社会发展的基础条件，是民族昌盛和国家富强的重要标志，也是广大人民群众的共同追求。在会议上，习近平总书记代表党中央，向长期奋战在卫生与健康战线的广大干部职工和医务工作者，致以崇高的敬意和衷心的感谢。习近平总书记还专门提到，长期以来，广大卫生与健康工作者弘扬"敬佑生命、救死扶伤、甘于奉献、大爱无疆"的精神，全心全意为人民服务，特别是在面对重大传染病威胁、抗击重大自然灾害时，广大卫生与健康工作者临危不惧、义无反顾、勇往直前、舍己救人，赢得了全社会赞誉。

本书源于长期以来对医师职业伦理的兴趣与热情，一直心怀对医师职业的崇敬与向往。从选题到山东省社会科学规划项目的立项再到深入医院、深入到医师职业群体的调研，使我更加体会到医师职业的光环与艰辛、无畏与无奈。在我们调研的几十家医院中，绝大部分医师都承受着繁重的医疗服务工作任务，也有来自家庭和个人其他方面的压力，但能从大多数医师的状态中感受到强大的职业精神和职业荣誉感，很多医师都能够懂得他们面对的是患者，而不仅仅是疾病。实质上面对一个又一个需要被关注、需要被同情的陌生面孔，做到用心倾听和体会，了解家庭的痛苦、需求及无奈，实属不易。一个好医师在提供正确良好的医疗服务的同时，付出的心血确实是很多职业所达不到的。在研究的过程中，访谈或调查患者时，也被他们能够用心体会医师的良苦用心而感动。患者用心体会医师所承受的职业压力也是一种"病德"，一种善良，同时患者更好地配合医师的工作也有助于自己早日恢复健康，缓解疾患带来的伤痛。人间大爱，无处不在，医患之间本就是这世上温暖、真挚，充满力量和情感的一种人际关系。

　　该项目在研究期间，我得到了很多人的帮助。在这里衷心感谢我的同事、学生在课题思路构建及资料回收处理当中给予的大量帮助，感谢调研单位的领导、老师还有当时接受访谈和调查的可爱的医务工作者及患者朋友，感谢他们能够抽出宝贵的时间为我们的研究提供宝贵的意见和建议。

　　科研之路，漫长但从不孤单，求知之路，辛苦但从不满足。

　　最后，感谢我的先生，对我和家庭的奉献、关爱与支持！感谢我最挚爱的父母、儿子开心和女儿画画，你们的爱给了我前行的力量与温暖。

　　不负韶华，砥砺前行！

作　者

2020 年 1 月

华信SPOC官方公众号

欢迎广大院校师生**免费**注册应用

www. hxspoc. cn

华信SPOC在线学习平台

专注教学

教学课件
师生实时同步

数百门精品课
数万种教学资源

多种在线工具
轻松翻转课堂

电脑端和手机端（微信）使用

测试、讨论、
投票、弹幕……
互动手段多样

一键引用，快捷开课
自主上传，个性建课

教学数据全记录
专业分析，便捷导出

登录 www. hxspoc. cn 检索 华信SPOC 使用教程 获取更多

华信SPOC宣传片

教学服务QQ群： 1042940196
教学服务电话：010-88254578/010-88254481
教学服务邮箱： hxspoc@phei. com. cn

電子工業出版社·
PUBLISHING HOUSE OF ELECTRONICS INDUSTRY
华信教育研究所